鄒瑋倫的養腎食療

權威女中醫的60道「補腎固精」料理

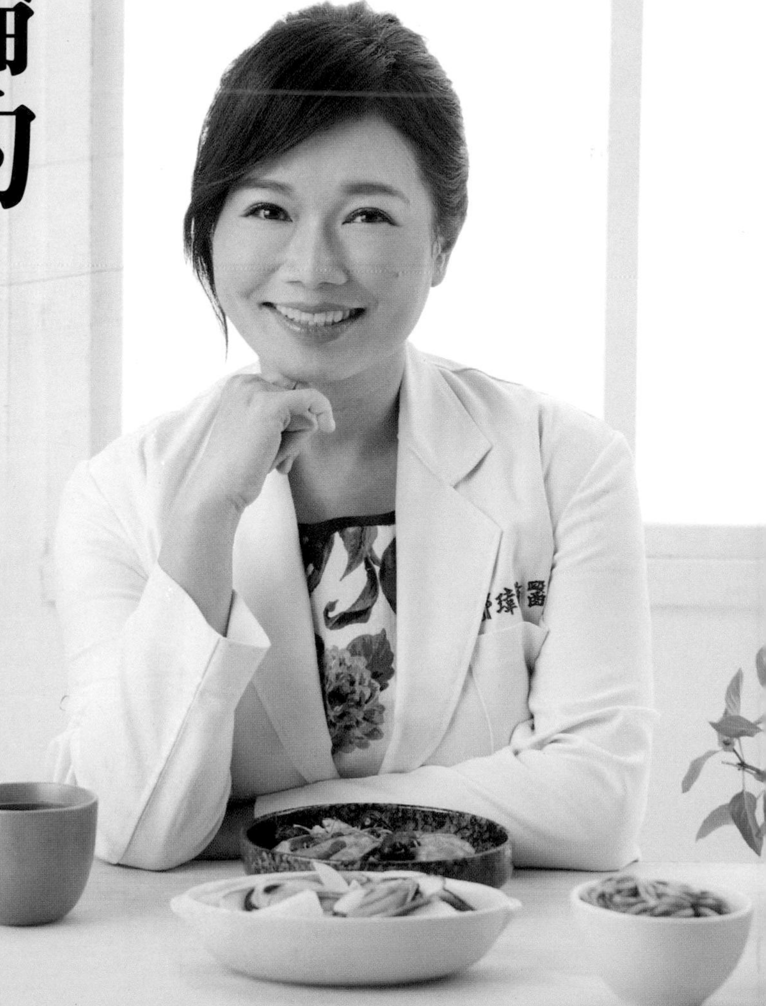

推薦序 1

善用良食好湯，不當「床上淘汰郎」！

食、色、性，人之大慾！現代人不求長命百歲，卻祈求餐餐小確幸，夜夜大「性」福！如何從日常飲食中，得到口慾、色慾，進而滿足性慾，是這本書「三合一」的最大宗旨。

從古至今，男人害怕「無望再舉、舉而不堅、堅而不挺、挺而不久、久而不射、射而無精。」這常見的男性六大問題，都可以在鄒瑋倫醫師的新作《鄒瑋倫的養腎食療》的生花妙筆和精闢論點中，得到解決良方！鄒瑋倫醫師是我認識的中、西醫師中，最貼近病患的醫師！她總是貼心的以病人的立場為出發點，不苛求且反而直白的告訴病人：「鄒醫師我自己愛吃也會吃這些食物，但是一定要懂得正確的攝取概念和方法，才能真正吃出健康、吃得心滿性足！」

男性的壯陽西藥已經上市了一段時間，女性提升性慾的藥物，如今也在美國上市了，但是，「性功能障礙」這個「隱疾」（不是XX影集，有口皆碑），卻仍如野火般到處竄燒。「性功能障礙」不僅是男人隱諱不敢提的問題，也是女人有苦難言的隱情！男人「不行」，女人當然也無快樂可行！男人希望「夜夜七次郎」，不想成為「床上淘汰郎」，女人希望「四十如狼，五十如虎」，相信只要人手一書，好生遵從鄒醫師的專業建議，並善用此書的良食好湯，定能一撇「淘汰郎」的陰霾，「堅挺好行」達陣成功，重享歡愛！

最後，祝天下的男人成為「昨夜七次郎——軟今天」！

民生承安診所副院長

（簽名）

推薦序 2

和諧的兩性關係，是健康的重要因素！

性功能障礙是男性們感到困擾，但又難以啟齒及尋求幫助的問題！在我的門診中，也有許多女性病患因性生活不協調而感到煩憂不已，她們時常歸因於自己與性伴侶之間失去熱情或是欠缺吸引力，而且針對這個問題所做的溝通也往往成效不彰。雖然性慾本身呈現波動性，但長期和伴侶之間缺乏慾望、激情和親密感，也會讓雙方的關係變得緊張。

目前，醫學認為性功能障礙的因素分為心因性及生理性，心因性包括擔心自己在性行為過程表現不佳，生理性則可能是一些疾病的早期徵兆，例如心臟病的早期表現可能是男性勃起硬度下降，研究也發現男性心臟病發作前的4～5年，可能先以性功能障礙做為疾病表現。

許多病人認為，性功能障礙是老化的一部分，或是認為只能用藥物治療，不知可以尋求專業幫助。良好的兩性關係對健康有很大的影響，包含身心靈的和諧，以及伴侶間親密感。令人振奮的是，性功能障礙往往是可以被改善的！鄒瑋倫醫師在新書中提供了深入淺出的完整觀點，藉由臨床案例來破除對於性事的常見迷思，並提供讀者方便易做又好吃的藥膳食療，來有效解決性事煩憂。

藉由閱讀鄒醫師的新書，讓我發現許多關於性功能障礙的解決妙方，如果你正深受「不性福」之苦，趕快入手一本《鄒瑋倫的養腎食療》，跟著鄒醫師一起找回「性」福的健康人生吧！

萬芳醫院精神科主治醫師 吳幼雯

肉體是一部聖經！

醫學院上解剖課時，我們總是尊稱解剖的屍體為「大體」。近年來，更加上「老師」二字，以「大體老師」稱之。成為醫生之後，我時時警惕自己「莫忘學醫的初衷」，時時反思：當初選擇讀醫科的念頭是什麼？而當面對疾病時，身為醫師所需要的又是什麼樣的謙卑？

但是，在每天一閃而過的念頭裡，有一個很想完成但「女醫師望其項背於男醫師」的，就是「讓全天下男人都能滿意，全天下女人都能開心」的男性主題——也就是表面上稱為「壯陽」，實際上包山包海、囊括各式各樣「男生性功能障礙疑問」的科普小書！多年來，我在診間處理夫妻、男女關係的對談、討論時間，經常多過於診治醫療，不但醫病，同時也醫心。有時很想發懶不多說，但又心急憂慮，若是不說清楚，病人的問題如何能獲得解決？

每天都想著：要完成一本「讓男人滿意、令女人開心」的科普小書！

例如：有一回當事男明明很想做愛，不配合女主角就偏偏要用冰冷薄荷口味潤滑劑，導致當事男陰莖冷縮變小、無法射精……。又例如，仙女老婆狂愛小孩，排卵期當天，強力要求苦命男主角必須在房間外先吃羊肉爐，再做伏地挺身多下，才能進房，可知苦命男心頭壓力之大……。再例如，事業有成可惜人品不堪的男人流連花叢多年後，突然轉念回家愛老婆，乖得要命。但沒想到「從良」之後，回到家裡居然對著老婆「不行」，實在痛苦不堪……舉凡種種心理性、生理性的困難，讓每天對著男歡女愛肉體問題交纏的我，也幾乎快不行了。

讓「做愛」跟「吃東西」一樣從容自在！

「肉體」二字說來雖然有點刺眼，但是老扣扣的古人卻能平淡的以「食色性也」（《孟子・告子上》）陳述之。另一個更老扣扣的甚至還說「飲食男女」（孔子《禮記・禮運篇》）——也就是

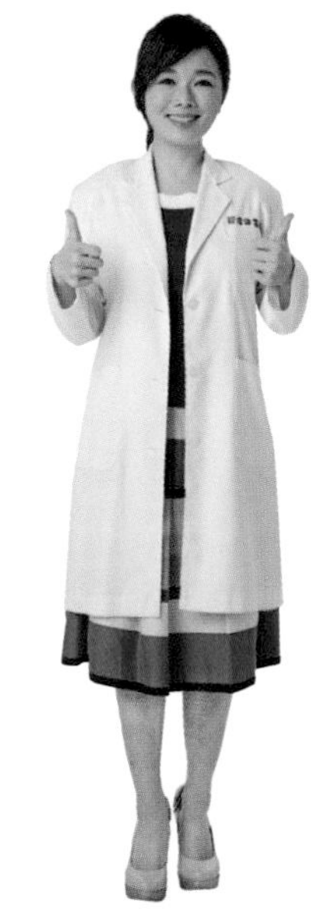

※注：「肉體是一部聖經」源自民初詩人木心的一首名詩〈肉體是一部聖經〉。把現代人隱晦偽裝拿掉，向「健康陳述性觀念」與「性健康」的那個開放年代致敬。

說，人生不脫兩件事：吃東西和做愛！但依我的體認，我寧願有另一種解釋是：讓做愛跟吃東西一樣從容自在！

現代人每天上班勞累，下班後就看電視找美食。吃美食時很嗨，但做愛做的事的性能力卻退步到令人難堪。生小孩靠醫生，做愛靠A片，性功能下降用威而剛、犀利士……。其實，若能回歸本性，應該是不違背的啊，「自然吃」就能「自然很行」才對啊！所以，想了很久，這本書的生成，除了下定決心時的衝動，還包裹著「內向害羞不想求醫的男生」與「非常想要幫先生、男友一把的女生」的所有疑問。

病人是我的老師，男女肉體是一本我必須尊重閱讀的書！

從診治病人的過程中，我發現咱們臺灣人太愛補也太愛亂補！殊不知別人壯陽的鹿鞭、麝香良藥，搞不好就是你的衰敗毒藥！因為所謂「壯陽」是「補腎、補虛、補勞損」，但也必須因人而治、對症下藥才行。本書中明白陳述各種情境症狀；也說明年齡不同族群應該如何「預防勝於治療」；而當症狀出現時，又有什麼料理、茶飲可居家自救——當然，若是病情詭譎難辨，一定還是要去求醫治療，切記不要讓自己淪為網路電視購物、電臺胡亂賣藥的小白鼠！

謝謝「蘋果屋出版社」給我這麼大空間，以健康的心態討論全世界除了女性之外的第二性——男性——應有的正確健康知識。也謝謝柯俊年大廚、北投老爺主廚陳之穎，更要感謝曾在日本、澳洲、韓國研修多年，目前在跨國五星級飯店擔任主廚的陳厚成chef，提供關於料理的專業意見，並親自示範指導。在醫院裡的我，總是開開心心、葷素不忌的向病患說些易懂的兩性醫學知識，之所以這樣做，無非是希望我的病人可以從短暫的看診時間中獲得一些正確的基本觀念。但事實上，我更認為「病人就是我的老師」，而男女肉體就像是一本本我必須尊重閱讀的書，如同聖經，永遠值得探究，一讀再讀！

鄭煒倫

CONENTS

目次

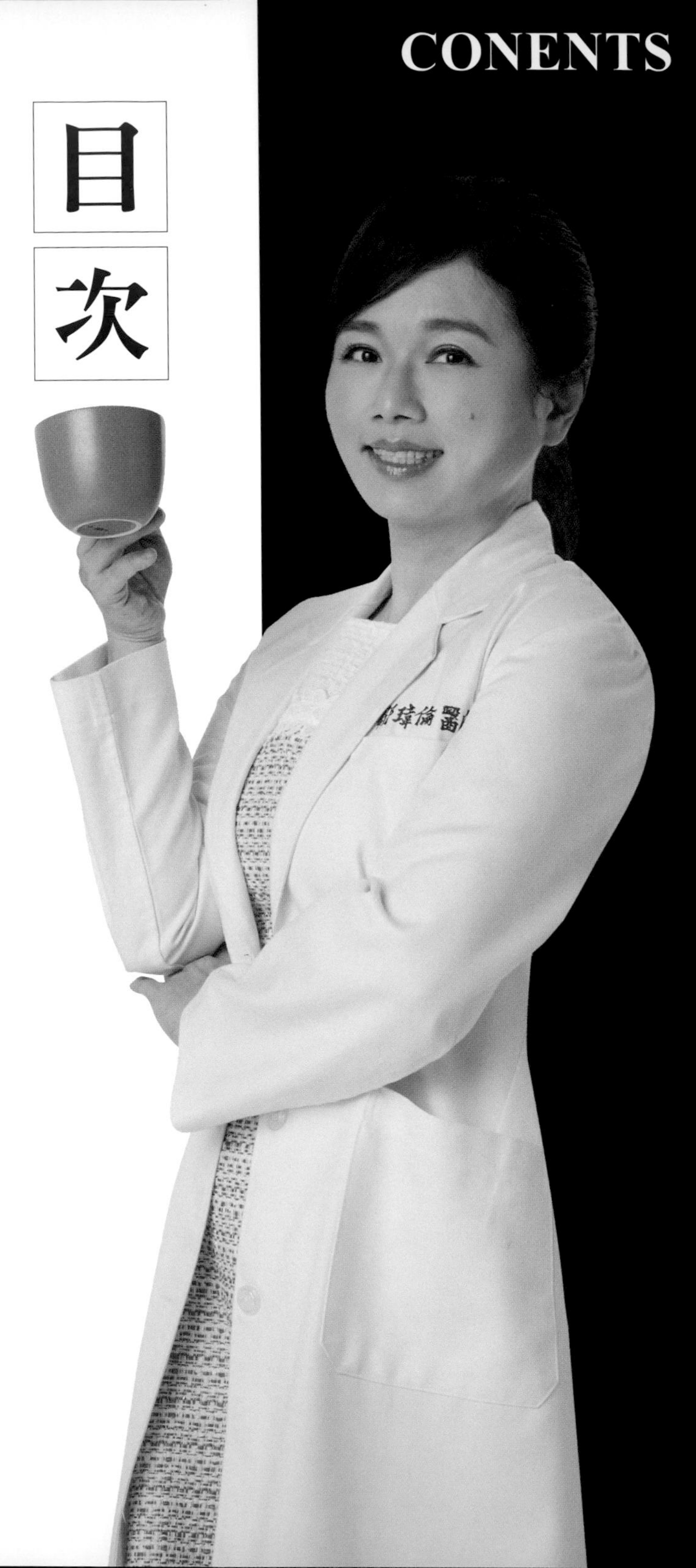

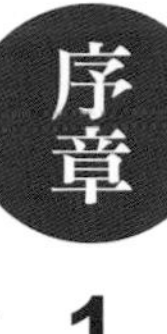

1分鐘速覽

PART 1

專家說性

PART 2

專家助性●女中醫解析6大性功能障礙，教你對症調莖，房事一級棒！

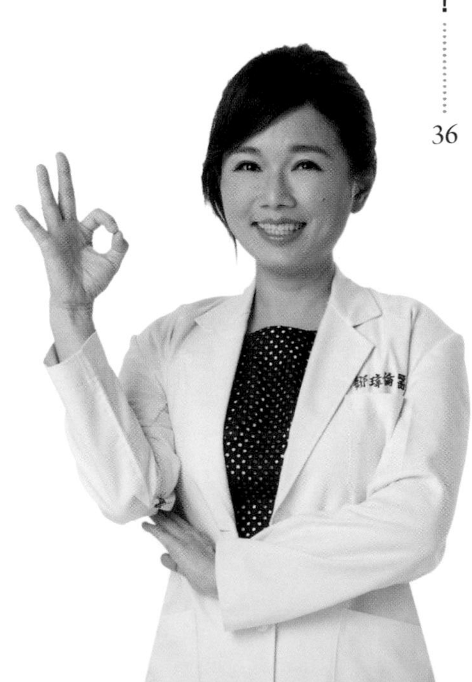

PART 3

不敗料理

PART 4

養精飲品

不藏私！日常保健的30種壯陽茶飲，天天喝養性又養身！

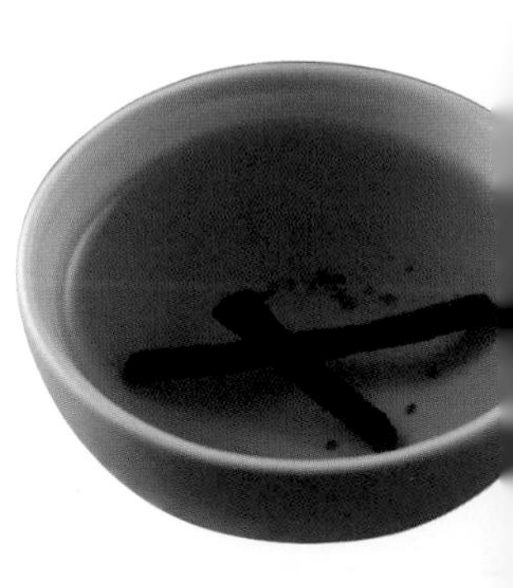

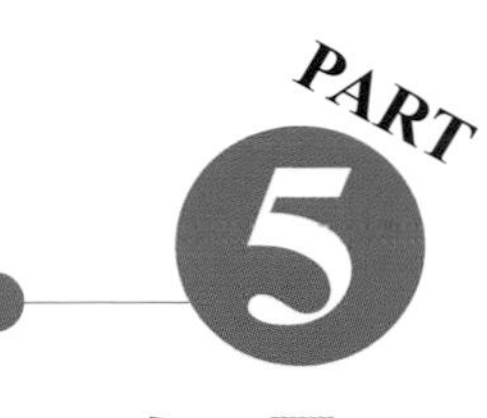

男性Q&A

麻辣女中醫精闢解剖，30個男人最關心的那話兒私房事！

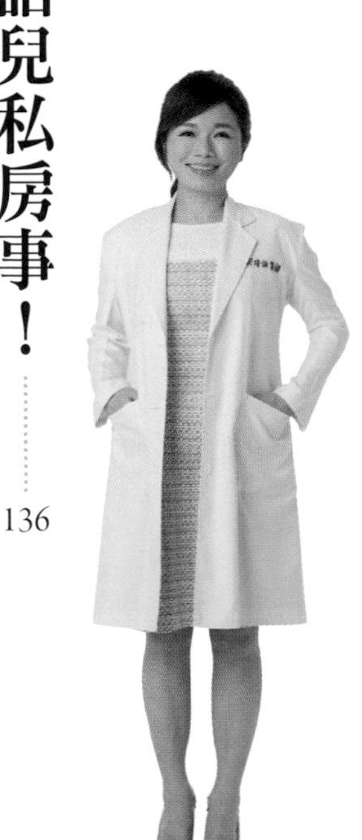

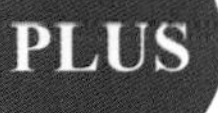

番外篇

頭好壯壯，強腎壯陽從小吃起！

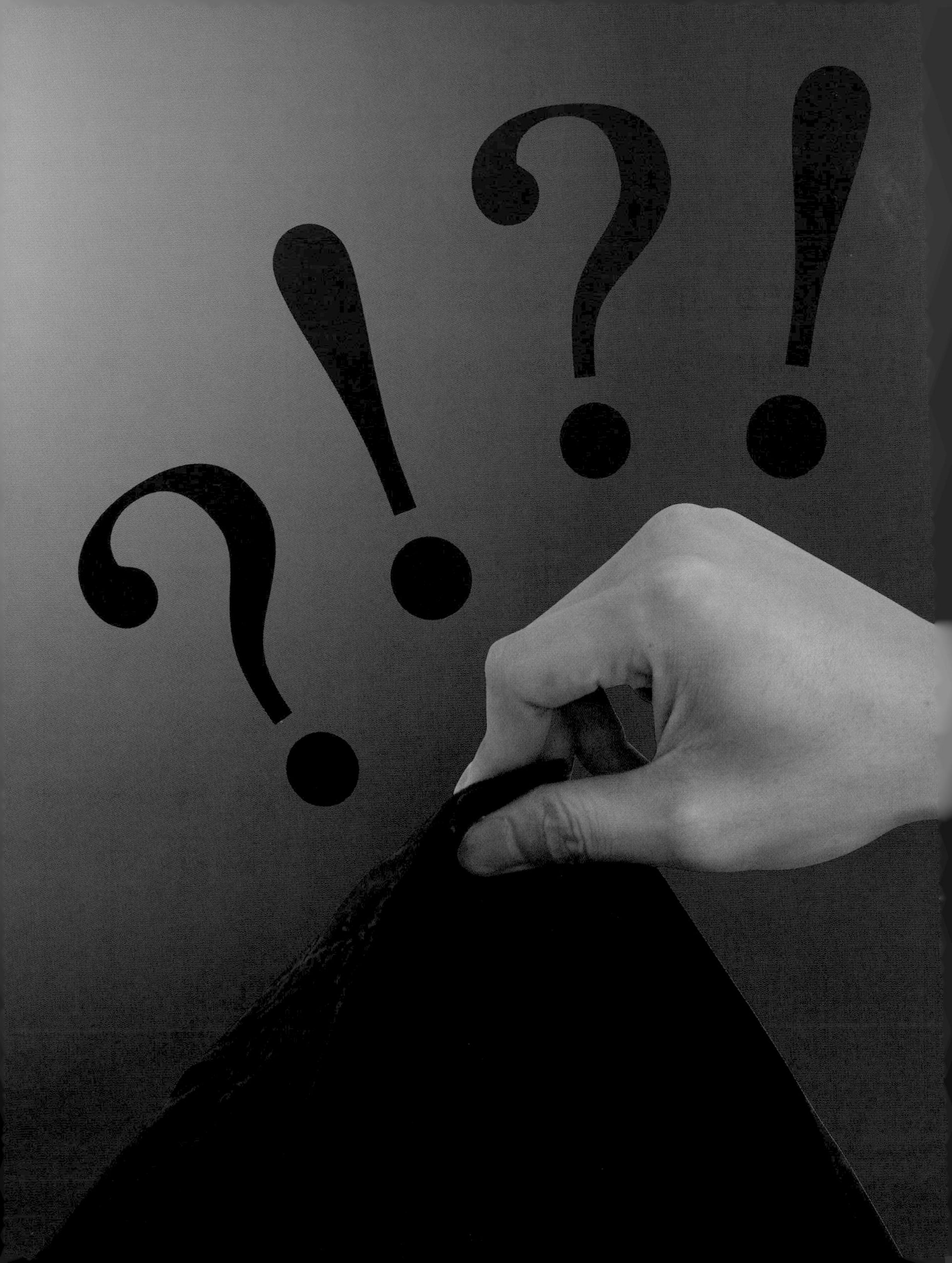

序章

1分鐘速覽 檢視你行不行？

對於自己的男性力，你是自豪還是自卑？
你曾經懷疑「小弟弟」可能不太正常嗎？
還是一度認為女伴才是導致你性問題的根源？
想知道到底「行不行」、有沒有「性障礙」，
甚至進一步了解問題的嚴重程度，
請趕快做以下測驗，了解自己到底是夠力還是很不行？

關卡2

陽痿

- □ 1. 一般做愛過程裡「小弟弟」硬不了，但看A片自慰或晨起，仍可勃起。
- □ 2. 曾有猴急的做愛經驗（伴侶急催：射了沒？怎麼那麼久？快一點！）。
- □ 3. 已有3次雖然性慾高漲，但「小弟弟」一直是橡皮糖。
- □ 4. 連續5次經驗沒有「小弟弟」射精的次數。
- □ 5. 已經休息7天，仍然沒有辦法勃起。
- □ 6. 就算沒感冒、沒生病、沒拉肚子，也不再會清晨勃起。
- □ 7. 持續服用憂鬱症、焦慮症、精神分裂症藥物，是身心科慢性病患者。
- □ 8. 酗酒過度，每次都喝到醉、每次酒醒都後悔、每次掙扎但還是會喝。
- □ 9. 做愛過程，即使伴侶在身心、言行方面超級配合，仍然勃起無望。
- □ 10. 動作慢吞吞，出門看電影也磨蹭半天，上班快遲到了還拖拖拉拉。

檢測記分板

0～2分 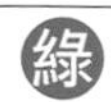 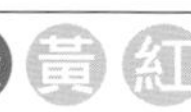

毫無疑問地，你是男子漢，體質良好，和另一半的性生活也相當和諧。只要維護健康，並堅守「不在身心過勞時勉強做愛」，應該就不會被陽痿問題所困擾。

3～5分 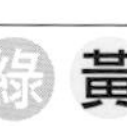 黃 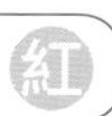

「小弟弟」不聽指揮的情形，是否越來越頻繁？長期以來的先天不良體質，加上後天生活作息不當，影響到男性力。看來，你需要好好調養身體了。

6分以上 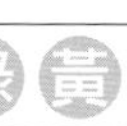 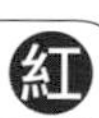 紅

你自己也很擔心從此無法變硬漢嗎？若是器質性陽痿，可以從生理上著手，改善體質就能逐漸好轉；如果涉及昔日的陰影，那就得請專業心理醫師出手幫忙了。

♀♂ 關卡診療室

1. 既然會勃起，代表生理性機能還存在，可能是心因性陽痿。
2. 另一半頻頻以尖銳的言語攻擊，是造成陽痿的常見原因。
3. 有慾望，但無法順利充血，這屬於器質性陽痿。
4. 這代表外界刺激也無法促使「小弟弟」長大。
5. 即使休息足夠了，依然不舉，這是陽氣虛弱的徵兆。
6. 換個角度說，身體微恙時，不勃起是正常的。
7. 有些精神科藥物會影響勃起和射精，請詳細詢問醫師。
8. 飲酒會使睪固酮下降，並讓血液充斥全身，而勃起需充血時，血量可能不足。
9. 這表示女伴的因素已經排除，問題出在自己身上。
10. 這種性格的人常伴隨著陽氣不足，易累，注意力也不集中。

關卡3 勃起障礙

□ 1. 聽到老婆的聲音，「小弟弟」就軟掉。

□ 2. 在3個月內，已有3次在老婆邀請下都沒辦法做愛成功的經驗。

□ 3. 約有25%的失敗經驗（也就是4次中，有1次無法勃起的經驗）。

□ 4. 好不容易勃起，但一下子就消軟，無法進入天堂。

□ 5. 很倦怠，連坐在沙發上，或搭公車、捷運時都想睡。

□ 6. 長期飲酒過度，每週喝酒3～4天，每次超過1杯烈酒（約300cc）。

□ 7. 經常熬夜，工作必須長期加班，沒事在家也打電動到深夜。

□ 8. 曾經做愛做到一半，「小弟弟」在陰道裡忽然變軟。

□ 9. 抽菸史長達5年，或從青春期就開始抽菸。

□ 10. 罹患高血壓、高血脂、糖尿病中的任一種。

檢測記分板

0～2分 綠 黃 紅

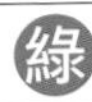
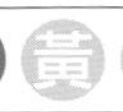

你的生活習慣有一、兩隻小害蟲，只要將壞因子拔除，就能健康無虞。男人比較累的時候，偶爾會力不從心，這時多休息就能恢復，可別誤信廣告亂吃藥唷！

3～5分 綠 黃 紅

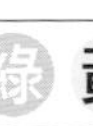
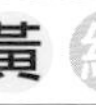
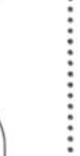

你的狀態有點小棘手，追根究柢，是生活習慣影響了健康，又進一步開始損傷到男性力。如果你能力行「不菸、不酒、不熬夜」，將能遠離勃起障礙的夢魘。

6分以上 綠 黃 紅

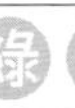
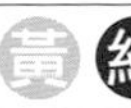

男性力雖會隨年齡變化，但無論幾歲，都應該珍惜自己的身體，和另一半維繫親密的關係。你已處在需要醫療介入的狀態，去看醫生吧，越早治療越早康復。

♀♂ 關卡診療室

❶ 感官刺激已遲鈍，對氣味、觸摸、聲音的神經傳導都無感。

❷ 即使充分休息也照樣凸槌，代表性能力已無法百發百中。

❸ 失敗頻率已經不低，若失敗頻率越來越高時，應趕緊就醫。

❹ 這是中醫的心腎不交，血液循環有礙，自主神經反射失靈。

❺ 精、氣、神變得頹靡，並表現於日常之中，這個階段性生活仍屬正常，但開始覺得吃力。

❻ 酒精對陰莖勃起有暫時性的刺激效果，但日後卻有害無益。

❼ 熬夜太久會耗氣傷陰，現代人長期用腦並久坐不動，精血耗竭，釀成文明病。

❽ 這是陰莖充血性不足的表徵。

❾ 尼古丁會對血管造成破壞，使血液循環不良，而保護血管不硬化是維持性功能的重點。

❿ 這是機體老化、退化的表徵。

關卡4

延遲射精

- □ 1. 愛吃辣椒、胡椒、辛辣、濃重口味的食物。
- □ 2. 從半夜到白天，隨時隨地口乾舌燥，喝完立刻又喊口渴。
- □ 3. 酗酒過度，每次都喝到醉、每次酒醒都後悔、每次掙扎但還是會喝。
- □ 4. 連冬天都覺得喝青草茶、仙草茶、苦茶很舒服。
- □ 5. 臉紅到像快爆炸兼泛油光，脾氣不好愛生氣。
- □ 6. 皮膚生疔瘡、細菌性感染發炎長膿、爛痘痘，曾被笑稱豆花先生。
- □ 7. 陰莖勃起時會看到很多紫筋或青筋，未勃起能看見瘀斑或痣。
- □ 8. 常常五心煩熱（兩手心、兩腳心、胸口）。
- □ 9. 愛熬夜，每天不超過12點不可能上床。
- □ 10. 腰膝經常痠痛，對爬樓梯、登山有心理障礙。

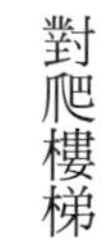

檢測記分板

0～2分 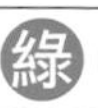 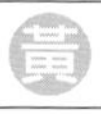 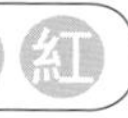

每個人的身體或多或少會有點小問題，若置之不理，小問題就會變成大麻煩。請從生活作息進行調整，尤其將飲食習慣改善後，良好的健康狀態將得以持續。

3～5分 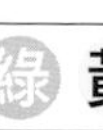 黃 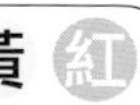

你的健康狀態正逐漸失衡，已開始出現生病的前兆，延遲射精可能不是偶發狀態。如果伴隨其他不適請接受醫師診斷，否則請將導致上火的生活惡息戒除。

6分以上 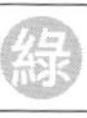 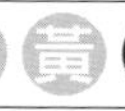 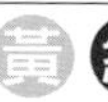

顯然地，你的陽氣過盛，虛火竄升得有些失控。請盡快就醫，找出原因接受治療，並遵照醫囑戒除壞習慣，讓自己陰陽協調，延遲射精的困擾便會自動退散。

♀♂ 關卡診療室

1. 刺激性食物會造成胸膈以上（上焦）像著火了，腹股以下（下焦）卻空虛難控制。
2. 體質燥熱，神經敏感度失控。
3. 攝取酒精過量常是導致神經敏感度異常的原因。
4. 這種人外表看似健康、不怕冷，軀幹和五臟卻轉為虛性。
5. 這是陽氣上亢，情緒常處於過度興奮的人，只會一直透支。
6. 體內火氣無法正常排出，在體表代謝不掉所導致。
7. 所謂血瘀阻滯、血熱血瘀。
8. 交感和副交感神經長期失衡導致內熱，五心煩熱（兩手和足心發熱），令人很不安定。
9. 熬夜造成心火、腎火上揚，起初性表現不穩定，演變成性功能障礙。
10. 膝關節後側的膕動脈是氣血匯聚處，亦為腎氣穩定的指標。

關卡5 性慾低下

□ 1. 對公事很投入，週末去加班也不以為苦。
□ 2. 喜歡往外跑，最好不要在家跟老婆獨處。
□ 3. 喜歡去露營3天3夜，或夜騎公路車，搞得很累，睡到老婆叫不動。
□ 4. 摸肚子中腹區常涼涼冰冰的，其他地方卻是溫熱的。
□ 5. 自己常常摸不到睪丸。
□ 6. 龜頭一直往內縮，幾乎看不太清楚。
□ 7. 無分季節，四肢冰冷。
□ 8. 持續服用鼻過敏、皮膚過敏的抗組織胺藥物，是長期慢性患者。
□ 9. 體檢發現有甲狀腺異常、肝硬化或心臟病。
□ 10. 已經對A片、A書沒什麼興趣。

檢測記分板

0～2分 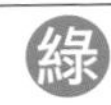 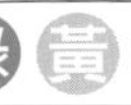 紅

你是個很正常的男人，見色會動情、動性。請切記：男人是人，不是機器，不可能隨時保持在動力全開的狀態，偶爾凸槌只代表你需要休息，別太緊張。

3～5分  黃 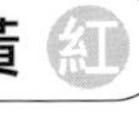

看起來，你的慾火好像有點冷卻，但還沒到太嚴重的地步。從現在起，有病治病搞健康，沒病約會搞浪漫，你和另一半需要不同的刺激，旅行是不錯的嘗試唷！

6分以上 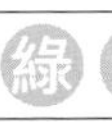 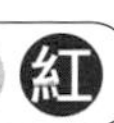 紅

你知道自己性致缺缺的程度，可能會讓太太不開心嗎？另外，要檢查是否有潛藏的未知疾病。勇敢接受治療吧！連死灰都能復燃，重燃慾火又有何不可能？

♀♂ 關卡診療室

❶ 男性白天平均性衝動100餘次，勃起11次，當理智戰勝性衝動，對事業更有勁。
❷ 對另一半失去衝動，往外跑正好避開做愛的可能性。
❸ 理由同上題。
❹ 中醫理論而言，睪固酮下降會造成腎氣虛弱、脾腎兩虛，肚子冰涼代表身體狀態走下坡。
❺ 這是男性荷爾蒙不足，造成退化性器官。
❻ 理由同上題。
❼ 心血不足，會造成末梢血液不流通，四肢冰冷。
❽ 慢性過敏性患者長期心肺功能低下，不單是鼻過敏、支氣管過敏、氣喘患者，久而久之，肺氣不宣也會提早退化。
❾ 這是病源性性功能障礙，因身體有問題，造成性能力低下。
❿ 透過感官刺激，也無法勃起。

關卡6 精蟲危機

- □ 1. 吃飽脹，空腹也脹，永遠不覺得餓，也不怎麼想大便。
- □ 2. 腰膝發軟，小腿無力，後跟腱（阿基里斯腱）沒力。
- □ 3. 小腹常悶悶幽幽的小隱痛，甚至牽連到陰莖。
- □ 4. 胃口差，注意力不集中，上班無法專心。
- □ 5. 頭暈眼花，白天感到疲勞，夜晚睡不安穩。
- □ 6. 陰莖很長（或短），但疲軟。
- □ 7. 氣色暗沉，兩眉心之間略帶青筋。
- □ 8. 性慾淡漠，覺得上床這件事很無趣，或質疑自己的生育力。
- □ 9. 愛生氣，經常找人吵架，毫無引爆點也亂吵一通。
- □ 10. 盜汗太多，即便靜下來也照流汗。

檢測記分板

0~2分 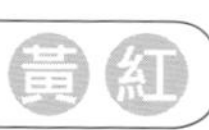

基本上，你的身體狀態良好，小小兵素質應該很不錯。夫妻之間，只要恩愛的頻率正常，相信很快你就能當上爸爸了。

3~5分 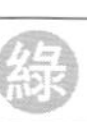 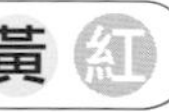

你的得分顯示健康狀態不怎麼理想，應該是生活作息出了問題。請優先將抽菸、飲酒、加班或運動過度等不良狀態全排除，再重新做一次檢測。

6分以上 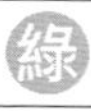 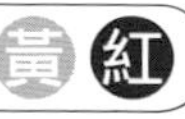

精蟲狀態會隨著健康下滑變差，而你確實值得憂心。如果正常行房且沒避孕，超過6個月以上，老婆的肚子仍然沒有動靜，請及早一起去醫院接受檢查。

♀♂ 關卡診療室

1. 代謝機能下跌，無法像以前有飽足感和飢餓感，脾腎氣虛。
2. 這些症狀不外乎腎陰虛或腎陽虛，是男人該留心的警訊。
3. 情緒起伏不定、上班壓力大，會造成行經腹股溝的肝經更緊迫，使造精功能下降。
4. 吃進去的熱量不足以供應一天所需，疲困力竭、氣血不足。
5. 陰陽不交，日夜失衡，睡時不安穩，醒時氣不足不清醒。
6. 男性荷爾蒙分泌狀態不佳。
7. 督脈會通過兩眉心的中間，印堂青紫表示體內情緒起伏、身體強弱不定。
8. 精蟲過少和性能力不佳，無絕對關係。
9. 七情內傷，喜怒憂思悲恐驚，情緒若過度起伏將損及健康。
10. 身體副交感神經失衡，造成汗腺收放機制鬆脫。

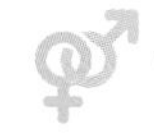
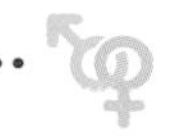

麻辣女中醫性福開講

男人不行，竟是女伴有問題？！

許多男性患者認為自己的性功能障礙，或多或少和女伴有關係；然而陪同就醫的女性朋友大都認為，自己在床笫之間已經夠體貼、夠隱忍，問題絕不在自己身上，有時說著說著，兩造就在診間吵起來了。口說無憑，請一起來診斷吧！下列15道題目，請依實際狀況作答，有相同情形或經驗，請在□裡打「✓」，每個「✓」得1分。

- □妳已超過1個月以上都沒有性慾。
- □當老公愛撫妳的頭髮、肩膀或腰部，妳很難high起來。
- □每次老公提出邀請，妳就覺得「又來了」，甚至頻頻抱怨「最近好累」。
- □妳的陰道越來越乾澀，性交後非常疼痛。
- □做愛從一開始到結束，只有1次高潮，甚至連1次都沒有。
- □對A片或A書已經根本沒感覺。
- □做仰臥起坐還能夠得到高潮，可是做愛卻沒辦法得到。
- □聞到老公的體味，開始產生厭惡感。
- □連老公穿過的襪子、內褲都不想碰。
- □幾乎每天跟孩子睡。
- □不樂意和老公親吻。
- □以前老公忽然摸妳，妳會笑著吱吱叫，現在卻會罵「煩死人」、「別鬧了」。
- □老公摸妳的乳頭、乳房、腋下、腰際、大腿內側、膝蓋後方，妳都沒反應。
- □如果老公不找妳親熱，你們永遠不會開機。
- □做愛的時候，希望趕快結束，甚至開口催促老公「快一點」。

檢測記分板

0分 綠 紅

恭喜！妳對另一半的熱情跟剛戀愛時一樣炙熱，請保持！即使另一半有性功能困擾，相信妳定能陪他接受治療，度過難關。

1分以上 綠 紅

本關卡沒有黃燈。有任何一題打「✓」，代表妳對另一半並不是那麼滿意，甚至從心底產生排斥，妳很可能在不知不覺中，已拒他於千里之外，極可能對他造成陰影。

♀關卡診療室♂

女人的身體會跟著她的心，如果妳與老公以前的性生活還算正常，如今卻不樂意和他有身體接觸，就該仔細審視生活和婚姻到底出了什麼問題，只要感情還在，妥善溝通，彼此還是可以重燃愛意。

男人的性福和女人的性福是同一件事，請不要把問題丟給單一方去承受，夫妻同心，會讓性功能門診的治療成果更加理想。

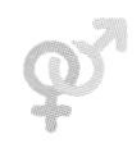
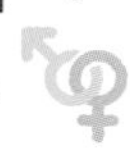

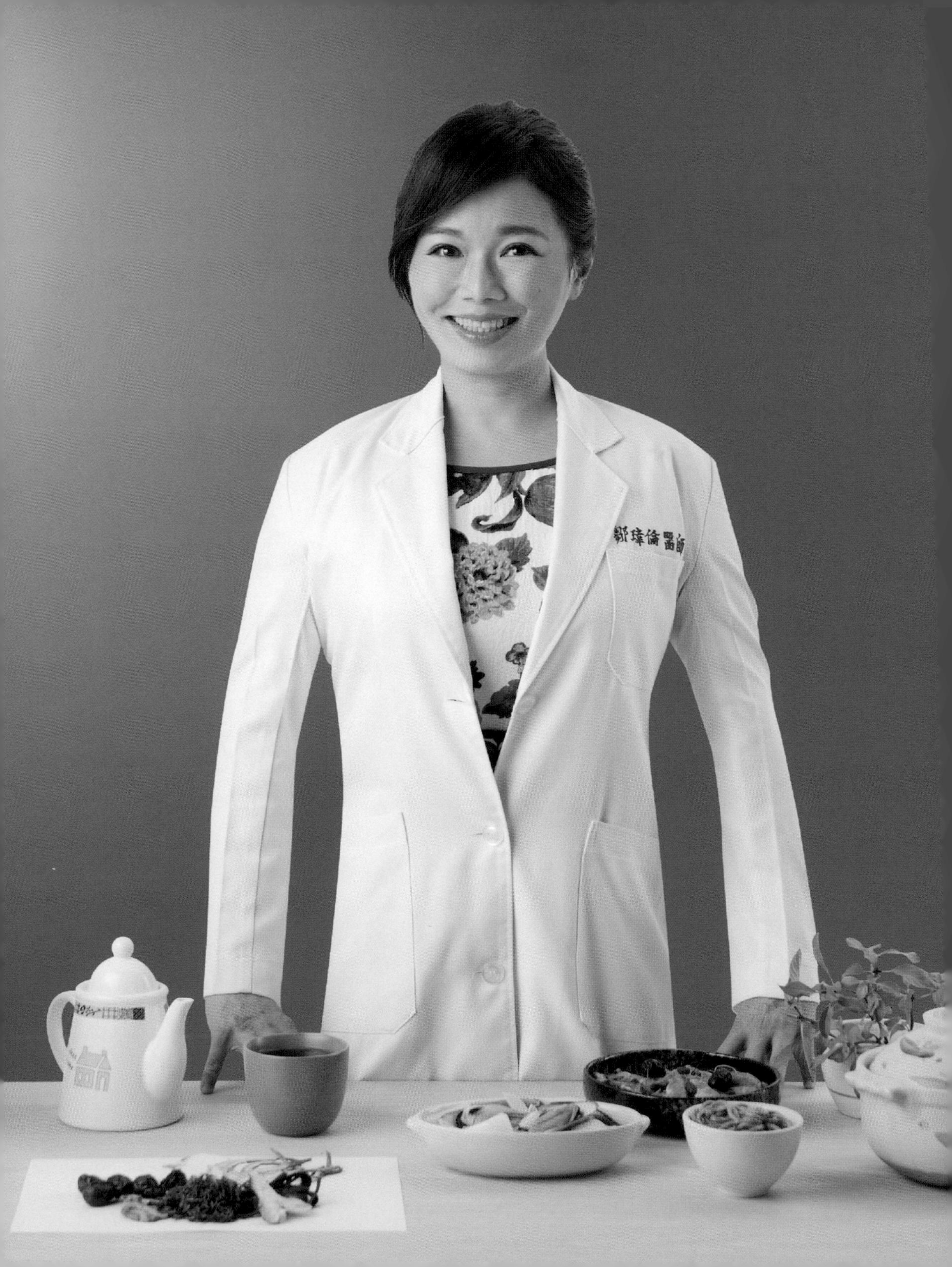
鄭瑋倫醫師

PART 1

專家說性

喚醒你的「男性力」，掃除「快・軟・小」，有助重振雄風，超性福！

男性力，是指男人與生俱來的性能力，包括帶給自己和另一半快感的能力，以及讓另一半受孕生子的能力。

在全球男性精蟲數量普遍減少、又隨著年齡增長導致性能力降低之際，請正視自己的狀況，夫妻同心，一起追求男性力！

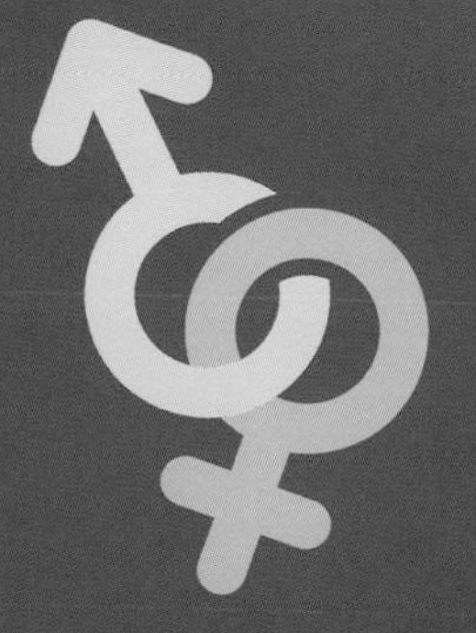

「男性力」與生俱來，卻被後天的生活惡習削弱了！

「男性力」，是指男人的性能力，這包括帶給自己和另一半快感的能力，以及讓另一半受孕生子的能力。多數人在出生後，歷經自然成長發育，照理說，男歡女愛、傳宗接代的能力是與生俱來的；然而現代人生活習慣不變，飲食、作息、環境、壓力等因素，讓男性力岌岌可危。

從小打好根基，壯大男性力！

生殖系統分離於生命系統。認識男性力之前，必須先釐清一個觀念——性，不是活命的充要條件。這世上有許多人過著無性生活，甚至終其一生沒有性經驗，照樣活得精采。此外，繁育下一代的能力不等於做愛的能力。我見過許多卵巢萎縮、先天子宮畸形、無精症的男女患者，他們或許終生無子，卻依然享有美滿的性生活。

沒性，不會要人命；有性，卻讓人生更美好！能擁有所愛，擁之入懷、共享親密，無論身心都獲得極大滿足，紓解壓力的效果更勝一切，對婚姻關係也是極佳的潤滑劑。

男性力對男人的自信心、對兩性的相處，都有舉足輕重的影響力；能擁有良好的男性力，會讓人生更美好。良好的男性力必須從小打底，臨床上，許多性功能障礙（Sexual dysfunction，簡稱為SD）的問題，其實可溯及兒童期、青春期。

幼兒大約在3～6歲進入性器期，小男孩會對自己的小雞雞充滿好奇，甚至主動去觸摸。這時家長須善加引導，分散他的注意力，同時教導小男孩愛惜自己的身體，告訴他「手髒髒的時候去摸，細菌會害小雞雞生病」、「誰都不能亂摸你的身體唷，因為身體是你的」。過程中，家長的態度必須健康、泰然，別讓孩子覺得小雞雞是骯髒的，因此留下陰影。

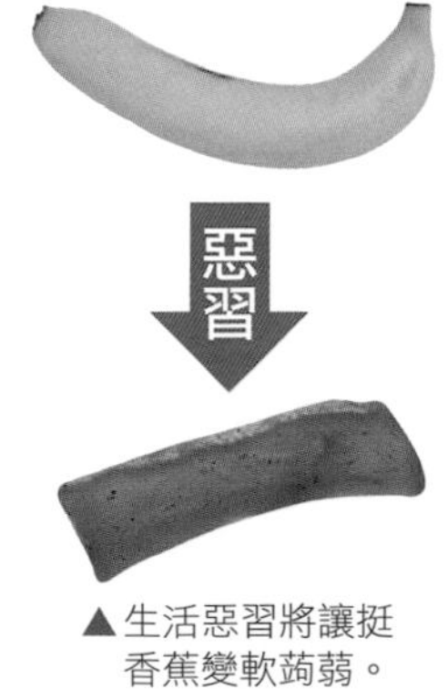

▲生活惡習將讓挺香蕉變軟蒟蒻。

青春期的男孩對性事有很多的好奇，多數人都擔心過自己的尺寸夠不夠大、夠不夠標準，還有不少人偷看過A書或A片，用一堆不實觀念來嚇唬自己；初嚐禁果後，多數男性會對性事充滿狂熱；即使沒有性對象，也會開始自慰（手淫）。很多人認為自慰是邪惡的，其實不然，適度的自慰宣洩可紓解壓力，但如果過於耽溺，有時會留下後遺症，包括本書後續將介紹的早洩、陽痿、勃起障礙等。

男人不保養，40歲就真的會掃性只剩一張嘴嗎？

曾有人統計，**男人一天大概會出現8～40次的性幻想**。不過「幻想」和「行動力」是兩碼子事，無論透過做愛或自慰，至少能得到滿足，然而有些人連這兩者都無法達到。

最常見的是，有些成年男士埋首於事業，或在太太生兒育女後，或當自己進入更年期，對性的熱情便開始逐漸減退，不少人更因為力不從心而失去性慾，乾脆不做以免失望，演變成無性夫妻……。

問題在於，當先生對性的渴求遞減之際，有些太太的性慾望卻慢慢覺醒。很多女孩在剛有性生活之初，其實不太懂得享受性，只因為認同「性是親密的表現」，就癡癡地配合另一半。每個人在性方面的天賦、運氣都不同，有些女人很快就懂得享受高潮，有些女人需要時間體會，有人等到生產後才開竅，有人終其一生都不曾有過高潮。如果男女雙方對性的需求度落差太大，難免會心生嫌隙，很多婚姻後來無法繼續下去，都是起因為床事搞不定！

《黃帝內經》中有「女七男八」的理論，意即女性的生命週期每隔7年出現大變化，男性則每隔8年是個新週期——

「丈夫八歲，腎氣實，髮長齒更；

二八，腎氣盛，天癸至，精氣溢寫，陰陽和，故能有子；

三八，腎氣平均，筋骨勁強，故真牙生而長極；

四八，筋骨隆盛，肌肉滿壯；

五八，腎氣衰，髮墮齒槁；

性功能障礙不僅是性愛無歡，還可能是健康警訊！

所謂SD（性功能障礙），可大致分為早洩、陽痿、勃起障礙、延遲射精、性慾低下、精蟲問題等6大類，這些問題各有不同症狀，必須對症處理才能見效。求醫的主要目的固然是解決SD，卻不只要讓「不行」變成「行」，更是為了促進自身的健康，以及伴侶雙方的幸福。

截至民國102年，國人男性平均壽命約77歲，女性平均壽命約83歲。如果將時間往前提早50年，民國52年時，男性平均壽命約64歲，女性平均壽命約68歲。也就是說，半個世紀以來，台灣男性的壽命延長約13歲，女性壽命延長約15歲。

不過，以前高血壓、高血脂患者大都是中老年人，但隨著生活型態的改變，現在越來越多年輕人罹患慢性病。有些患者長期吃藥，卻無法控制得宜，這是最危險的一群；有些患者乖乖吃藥也調整生活習慣，可以將血糖、血脂控制好，但藥物畢竟有副作用，連續吃十幾、二十年後，很多男士就出現陽痿情形。

在以前的年代裡，假設40歲開始吃高血壓藥，等到陽痿發生，可能已經將近60歲了，人生最後3、5年過著無性生活，似乎不是太大問題。然而放在現代，假設30歲開始吃高血壓藥，陽痿發生時可能還不到50歲，後面還有25、30年的無性生活在等著，這樣還不算問題嗎？

因此，**在治療高血壓、高血脂等慢性病時，我會建議採取中西醫結合治療，在同樣達到控制病情的情況下，讓病人少吃點西藥，以中藥輔助，設法延遲副作用出現的時間。**

我想對男士宣導一個觀念——**做愛與否，你有選擇權；健康與否，沒有選擇權。**別以為只要放棄做愛，男性力再差也無所謂，當你沒有另一半，或要求另一半忍受無性生活時，就能持續無視於性功能障礙所造成的問題。要知道，男性力低下有時只是表現於外的徵兆，SD極可能夾帶著健康警訊，忽視它就錯失救自己的機會，值得三思！

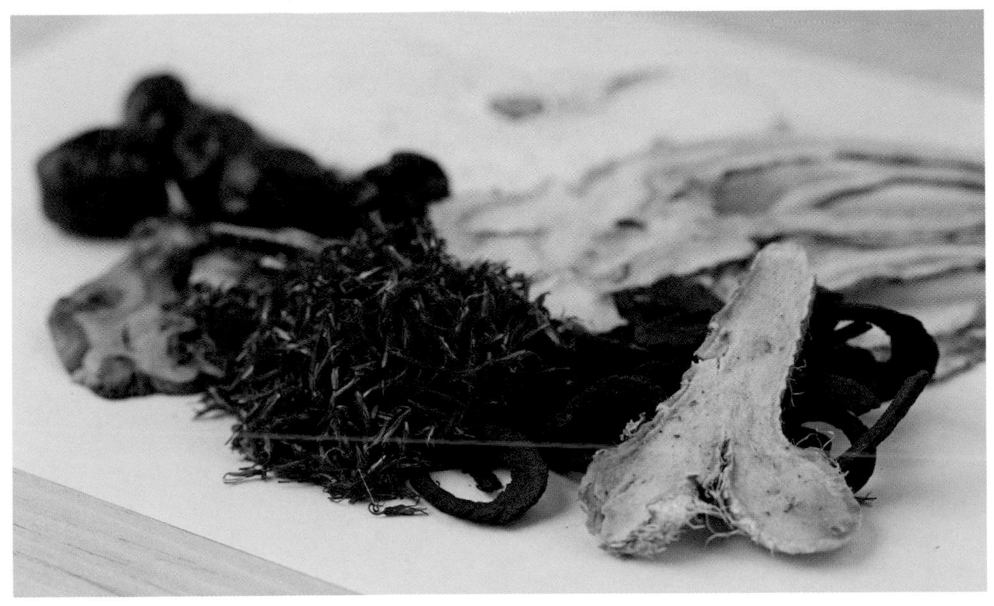

▲治療慢性病，我建議少吃西藥，以中藥輔助，延遲副作用出現的時間。

麻辣女中醫性福開講

追求男性力，女人也要出力！

我曾經認為「男性力」這主題，似乎該由男醫生寫給男讀者看，不過近年來我的想法改變了。在台灣很容易買到壯陽藥，我在門診遇到的多數男性患者，幾乎都經歷過亂服壯陽藥的階段，有些人吃什麼都無效，有些人短暫有效但很快又失效，弄到每下愈況，不得已才求醫。

二十幾年前，當我還是個高中生時，常在逛書局時看到兩性專家或男醫師出版的兩性大全，書中除了性知識，還有夫妻相處之道、婚姻經營祕訣等。曾幾何時，電視尺度越來越開放，明星暢談性八卦的節目一堆，宣揚正確性知識、教導兩性和諧的節目卻越來越少。

我深有所感，男人的性福不能獨立於女人的性福之外，反之亦然，因為兩性並重是促進雙方和諧的基礎。因此，我決定從中醫角度寫這本書，告訴大家，追求男性力是雙方都該努力的事，男人要加油，女人也要幫忙出力！女性能做的，除了做不敗料理、沖泡養精茶飲，幫另一半養精壯陽，還可學習穴道按摩、陪伴一起運動，以及在生活禁忌上相互提醒。

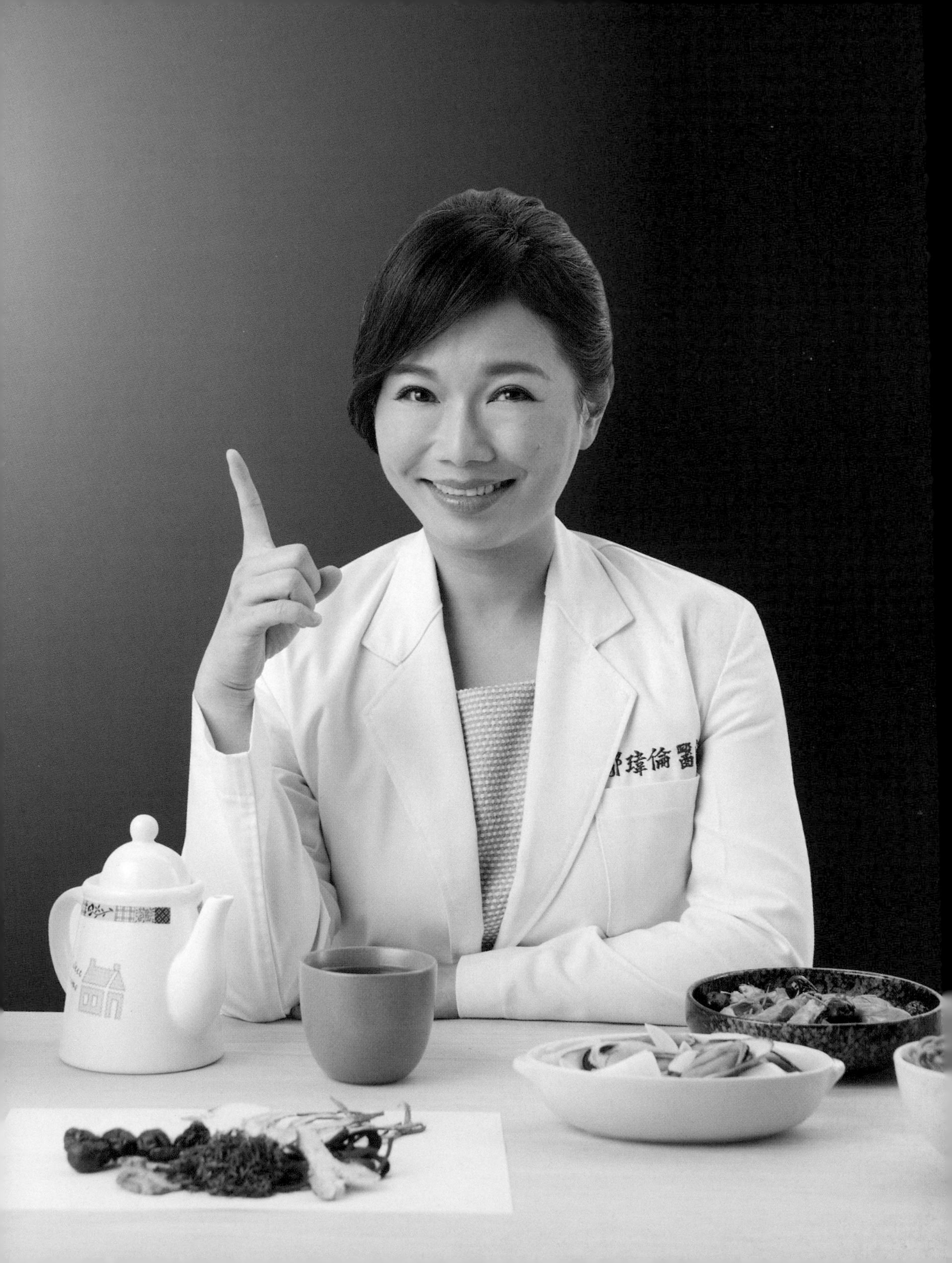
瑋倫醫

PART 2

專家助性

女中醫解析 6大性功能障礙，教你對症調莖，房事一級棒！

早洩、陽痿、勃起障礙、延遲射精、性慾低下、精蟲危機，
這些是男士最常向門診求助的6大性功能障礙，
不僅影響性生活品質，還攸關能否順利孕育下一代。
本篇根據藥食同源，解說食材對男性性力的影響，
並說明6大性功能問題的發生原因，
透過飲食、按摩與運動，從生活著手，重建性福。

偶一敗興收場，不必太過緊張！

別以為只有老摳摳才會早洩，從30～60歲都可能發生。不管性愛或自慰，如果長期都草草結束，撐不過2分鐘，就有必要看醫生了，若是偶爾發生，其實不必太緊張。

有些男生在過累時勉強提槍上陣，很可能發生早洩，例如是先生到外國出差回來，搭十幾個鐘頭的飛機，腰痠背痛又因時差頭痛。面對太太的熱情歡迎好像卻之不恭，熄燈親熱卻敗興收場，還要面對太太的質疑「是不是出差期間做壞事了」。

像這種偶發的早洩，我會勸男生放輕鬆，好好休息幾天就沒事了，也會勸女生耐心點，過幾天再親熱。萬一類似狀況不斷發生，那就必須看診了。

治療加策略辦事，滿足又愉悅！

性愛貴在兩造合拍。女性高潮的算法不同於男性，不是以時間計算，而在於有多少高潮次數才會滿足，而每個女生的需求不同，男性要設法理解。

有些男生即使只插入2分鐘，卻能讓另一半達到多次的高潮，照樣能幸福美滿。有些男生即使插入超過10分鐘，但另一半不易高潮（高潮次數太少），這時可借助延長前戲來幫另一半達到愉悅。

常有患者問我：「早洩是不是因為做太多？」其實做愛這件事，「做多」不是問題，「勉強做多」和「做太少」才是問題。勉強會造成傷害，至於做太少，男性力會因疏於練習而降低，這就是人體用進廢退的理論。

如果雙方對性的需求有落差，先生即使把早洩治好（超過2分鐘）也達不到另一半的標準時，需**靠策略來辦事，例如中場暫停插入讓先生休息一下，以延長做愛時間，或是加重前戲、搭配其他方式讓太太得到滿足，這些都是可行的。**

生活平和規律，不當快槍俠！

除了設法延後射精，讓性交時間得以延長外，還要從根本上，讓身體逐步變得強健，體力好對男性力極有幫助。

●藥食同源這樣吃

早洩患者除了對症找病根、治療，還要補氣、補血，改善氣血兩虛。補氣的常用藥有黨參、人參，補血則有紅景天、何首烏。飲食以清淡營養為主。烹調口味不宜太重，避免太辣、太鹹、太酸；特別強調蛋白質充足，肉類、海鮮、豆類都要均衡攝取，避免吃生冷寒涼的食物，**冰、冷飲要避免**。

●按摩運動這樣做

利用穴道按摩提振男性力，男士可自己按壓，也可由另一半來執行。**想用按摩改善早洩時，可按壓足三里、命門、神門等穴道**。足三里位在膝下三吋，是長壽大穴；命門穴位在肚臍向內延伸的正後方，也就是後腰中央，按壓這裡能溫腎陽、治不舉，改善腎虛腰痛；神門穴位在手腕內側，能穩定心神，調節自律神經。至於運動，國民健康局建議成人運動從每週3次增為5次，每次累積30分鐘以上，每週150分鐘的中等費力活動（有點喘但還可以交談的活動，例如健走、游泳、打球等）。

想提醒大家，每週運動1次的人比不運動更慘，特別是那些「不運動則已，一運動就過量」的人，是心血管突發疾病的高危險群。與其利用星期假日去騎6小時單車，不如每天到公園快走30分鐘，或趁下班後走路回家。如果你忙到抽不出時間，寧可將「爆量運動時間」拿來好好睡一覺。

●生活禁忌請嚴守

工作不要太累、不要吃冰冷寒涼的食物、放假不要玩太瘋、平日不要太晚睡——這四不，是早洩患者的基本禁忌。早洩或許後天作息是關鍵，卻也表示先天體質不夠強壯，積習不改很容易復發。

設法讓身心靈保持平衡和放鬆，適度休息和休閒，提升夜間睡眠品質。很多年輕人從週五開始夜遊或泡夜店，有的則週六清晨出發，挑戰單日自行車破百里記錄，甚至在健身房一待大半天。事實上，玩樂過度或運動過量只會帶給身體突如其來的疲累。

●給另一半的叮嚀

早洩患者的性情容易受驚嚇，建議生活步調平和與規律。對於另一半，**我會建議儘量溫柔，避免言語刺激和打擊**，這對雙方的親密關係會有幫助。

慮、憂鬱、恐懼等負面情緒之下，使陽痿忽然發生。有些男士忽然喪妻，或與伴侶感情不睦，甚至經歷不愉快的性經驗後，也可能從行變成不行。

在門診中，很多來看陽痿的夫妻關係很糟，明明待在同一空間裡，卻說：「鄒醫師妳告訴他，再不好好治，乾脆離婚好了。」、「鄒醫師，妳叫她不要一邊做一邊唸，煩死人了！」甚至當場大吵起來，或對另一半的詢問不理不睬。我不知道如此惡劣的關係，究竟是陽痿所造成，還是這樣才造成陽痿，但輕易就能看出，長此以往，婚姻鐵定完蛋。

綜合性陽痿，麻煩又棘手！

「器質性」與「心因性」也可能並存，治療這類陽痿病患，需要更仔細地問診和給藥。

我最年輕的陽痿病人只有19歲，就讀大二夜間部。每晚放學後，他會到牛郎店當服務生，直到快天亮才下班。這男孩有女朋友，原本性生活正常，打工不到2年便處於陽痿狀態，連試圖手淫都無法成功。男孩強調他在牛郎店只當服務生，賣藝不賣身，他說：「我是為了賺學費和生活費，不得已才去那裡上班，不然誰要去看那些噁心的事！」

把脈後發現，男孩有嚴重的鼻過敏和氣喘，從小就是常掛病號的孩子，身體比較虛弱；加上深夜都在上班，天亮才返家睡覺，未能好好休息，生理時鐘大亂。我從他的口氣感覺到他對牛郎店很反感，詢問後得知，看多金錢交易下的虛情假意，年紀輕輕的他已性趣缺缺，大有看破紅塵的感慨。

這男孩的陽痿是生理和心理雙重問題，前者用藥能慢慢改善，後者卻需要專業的心理諮商。我給他的建議是，別再日夜顛倒，也別認為男歡女愛都是骯髒的，請他盡早離開不正常的打工環境，為此賠上健康太不值了。

多些鼓勵和耐心，拒當軟柿子！

治療陽痿的目標很明確，就是在受到性刺激的情況下，讓陰莖能快速充血，使充血的陰莖海綿體能把陰莖撐起，也就是順利勃起，並讓硬度達到足以插入、完成性交的程度。

●藥食同源這樣吃

中醫治療陽痿時，會設法「引火歸元」，這時必須使用補腎和安定心神的藥物，讓陰陽調和。補腎的藥材我常用黃耆、淫羊藿、巴戟天、肉蓯蓉等，安定心神的藥材則有龍骨和牡蠣。

飲食方面，堅果、豆類、紅肉、白肉、海鮮等高蛋白都需攝取；至於鋅和硒不可缺，這是合成男性荷爾蒙的重要物質，還能穩定情緒、強化免疫力。

鋅缺乏時容易造成攝護腺肥大，並引起神經病變。可多吃鋅含量較高的食物，例如牡蠣、蝦子、牛肉、肝臟、蛋、小麥胚芽、芝麻、栗子、南瓜子、葵瓜子、黑芝麻、茄子、海帶、白蘿蔔等。

硒缺乏時容易生病，連帶引起甲狀腺問題，增加罹癌風險。請多攝取硒含量較高的食物，包括肉類、內臟、鮪魚、沙丁魚、海參、墨魚、螃蟹、芝麻、大蒜、玉米、黃豆、蘆筍、蘑菇等。

●按摩運動這樣做

想改善陽痿時，可按壓神闕、腰陽關、血海等穴道。神闕穴位在肚臍窩的中央，大都以艾條薰灸或熱敷；腰陽關穴位在後腰中線上，屬於督脈，按壓可改善腎陽不足；血海穴在膝蓋上方兩吋的大腿內側，按壓此處可活血化瘀。

陽痿患者不適合做過度激烈的運動，像是攀岩、快速游泳、賽跑、伏地挺身等。**建議改採緩慢的有氧運動，例如瑜伽、太極拳、外丹功、氣功，慢慢調整體質**。

●生活禁忌請嚴守

我會奉勸陽痿患者不要隨時刺激陰莖，相反的，不妨拉長做愛或自慰的頻率，避免一成不變的性生活，並非鼓勵更換性伴侶，而是建議提供新刺激，例如更換做愛環境，或換個不同的親熱時間、邀另一半一起看A片、嘗試不同的前戲方法。

●給另一半的叮嚀

我遇過**不少陽痿患者是「媽寶」或「妻管嚴」**。母親、女友，甚至主管太強勢，都對其心理造成陰影，產生壓抑或剝奪自信。因此我常建議陽痿患者的另一半，請給自己的男人多些鼓勵、耐心，尤其在雙方動性之初，不要催促抱怨。

勃起障礙——到底要多硬？

【案例1】體脂肪太低又常腰痛的牙醫

李姓牙醫今年40歲，外表很Man，內在卻溫柔，是個做什麼都認真的完美型男。他因工作常久坐彎腰補牙變成職業病，曾找我解決腰痛困擾。

李醫師的運動量很大，一般男士體脂肪大約20％，他只有7％。去年他因臀大肌受傷，重回我的診間針灸，順帶說起有性慾卻不敢做愛，既怕傷勢惡化，又怕做到一半就變軟。

李醫師36歲才和初戀女友結婚，新婚當晚才有第一次經驗。婚前，他平均每2週自慰1次，有時會射精，有時半途就消軟。短短15分鐘的談話，他三度強調「我不是老婆的初戀」，言談中令我覺得他很擔心自己表現不佳，會令老婆失望。他還說老婆抱怨過他太軟，令他耿耿於懷。

把脈後，我用補腎壯陽藥為他治療，並叮囑他工作中需起身動一動，保養腰骨別再受傷。大約5個月，我們就順利結束了療程。

【案例2】太太忙育兒沒性趣而關機的教授

36歲的王教授對太太百依百順，他們當初因不孕來求診，我幫兩方調整體質後，不久便有了好消息。產下第一胎，太太為照顧嬰兒，每晚都睡在嬰兒房。王教授知道育兒辛苦，找太太恩愛時，對方一句「沒性趣」，他就乖乖回房自我安慰，幾次後，連手淫的慾望都沒了。

孩子滿1歲時，王太太提議生第二胎。連續幾次嘿咻，當先生開始衝刺，很快就滑出太太體外，沒射精就結束。夫妻倆發現事態嚴重，再度求助。

我提醒他們，育兒不該是無性生活的理由，王太太頓時無語。把脈發現，王教授的身體沒太大問題，只不過太久沒做，疏於練習，基於用進廢退，男性力便降低了。

我開了補氣藥給王教授，並建議太太多做山藥料理給他吃，請兩人放鬆心情，偶爾約個會、去看場電影。3個月後，王太太來電說她懷孕了，我衷心希望這次王教授不必再關機。

說到底「勃起障礙」就是虎頭蛇尾！

很多人以為陽痿就是勃起障礙（Erectile dysfunction，簡稱ＥＤ），其實是有差別的。**陽痿是硬不起來或不夠硬，以致無法插入性交**；勃起障礙的狀況好一點，**確實勃起也硬到足以插入，可是無法堅持，撐不到射精就消軟**。它們和早洩的差別在於，早洩雖過程短暫，至少做了也射精了；勃起障礙有做卻沒射精，一場性愛發生到一半卻無疾而終；至於陽痿，則是什麼都發生不了。

這是一本想幫助男性不敗的書，有些話不中聽，我還是決定實話實說。我常告訴患者，多數男生在做愛這方面是蠢笨的，親熱時只要聽見另一半的呻吟聲，大腦就會自動翻譯成「我真棒！」、「我讓她很享受！」，此後做愛100次，每次都沿用同樣的招式。

至於女生，性愛時往往不誠實，因認定男人是尋求刺激和虛榮的動物，女人於是假裝高潮來滿足對方的成就感，順便打造「你看，我們性愛多和諧！」、「我們簡直是天作之合！」的印象，以鞏固兩人的關係。很多男人以為自己和另一半的性關係很完美，懶得再用心思去求變，其實他的妻子未必這樣想。

只差臨門一腳，惹來女伴滿口嫌！

曾有位患者自嘲，陽痿就像0分，沒有就算了，時間一久就死心了。**可是勃起障礙卻像考了55分，眼看只差臨門一腳就能過關，但終究不及格，自己滿心遺憾，也惹來妻子抱怨，怪他虎頭蛇尾。**

我勸對方別氣餒，通過調養還是能改善，55分代表只要追分成功，很快就能過關。至於怎樣追分，必須在治療、運動、飲食、作息各方面配合醫師就對了！

要特別說明的是，男人一輩子當中，難免會遇上一、兩次倒陽的經驗，多數發生在過度勞累、喝太多酒、做過不久，或身體微恙時，真的不必像迎接世界末日那麼緊張。

症狀，屬於虛性亢奮；進一步詢問健康上的困擾，口臭、牙齦腫痛、嘴巴破等情形相當普遍。

五臟平衡安定的「致中和」原則，最適用於治療延遲射精！

中醫把「致中和」當做治病、養生的至高原則，一般人覺得這講法有點虛無飄渺，然而說穿了，是追求平衡的一種態度。中國人萬事萬物都講陰陽，身體也有陰陽，設法讓陰陽調和，人就會舒服、無病痛。

「致中和」的原則格外適用於治療延遲射精。患者的陽氣既然過盛，想辦法平撫就對了，只要能把燥熱、虛熱緩解，同時幫助陰氣穩定，很快就能看見療效。

嚴格來說，延遲射精的患者其實沒有病，只是五臟不安定，失去平衡狀態。中醫不求五臟六腑誰特別強，求的是沒有誰特別弱，大家一樣健康就好，不必有誰勝出搶第一。

日夜顛倒、徹夜不睡，謀殺男性力！

遇到延遲射精的患者，我一定會問「有沒有熬夜不睡打電動？」如果有，又不打算改，那就不必治了，因為熬夜會讓虛火更旺、更難控制，病情沒機會改善，甚至會越來越嚴重，不只無法射精，性情暴怒、皮膚問題都會出現。

睡眠對健康真的很重要，男人如果晚上不好好睡覺，簡直就在謀殺你的男性力！我苦口婆心勸年輕人早睡早起，有些人不聽勸還理直氣壯地說：「我是夜貓子，我都睡白天。」從中醫的角度看，在對的時間做對的事，可以事半功倍，養生療病皆是如此，夜間不睡卻白天睡，對身體是不利的。

中國老祖先早就知道，白天睡和晚上睡的效果差很大，晚上睡可以滋陰潛陽，讓火氣不要竄升，並幫助你的陽氣安穩下來，陰氣又不至於過虛，如果堅持在白天睡，就失去這個效果了。

戒酒和熬夜，不熬夜，就能高潮達陣！

治療延遲射精，就是希望讓男士在合理的行房時間內，順利達到高潮而射精，可透過一些方法來幫助達陣。

●藥食同源這樣吃

治療延遲射精，我常用知母、黃柏、淡竹葉、玉竹、麥門冬等中藥材，幫助身體將虛熱瀉除，讓男性力稍微冷卻、冷靜。

飲食方面我會做更多的叮嚀。首先，口味必須清淡，避免燒烤、油炸等烹調方式，以免上火。太過寒涼的西瓜、哈密瓜、苦瓜也不要吃太多；辛辣類如辣椒、花椒、蔥、蒜、薑、韭菜等儘量別吃；熱性水果如榴槤、荔枝、芒果、龍眼等也要忌口。總之，請以平性食物為主。

●按摩運動這樣做

想改善延遲射精時，可按壓湧泉、太谿等穴道。湧泉穴位在腳底前三分之一處，從第2、3趾中縫延伸過來就能找到，這是腎氣開始的起點，是能補瀉同施的重要穴道，按壓可調節腎氣；太谿穴位在兩足的內側、腳踝的後方，是讓腎經放鬆的穴道，可補腎陰又補腎陽。

延遲射精患者在運動方面沒有禁忌，包括跑步、游泳、打球、騎車等都很不錯，只要不逞強、過度疲累即可。

●生活禁忌請嚴守

飲酒和熬夜是最大禁忌，即便我三令五申，有些患者還是無法百分之百戒除。有人認為，喝酒會讓性愛更有Fu，但**不少延遲射精患者的恐怖經驗就發生在飲酒後，做愛時間拖到1小時以上，照樣射不出來**。提醒大家，生活、工作、旅遊的節奏都不宜太緊湊，否則壓力纏身，只會讓延遲射精的情況更惡化。

●給另一半的叮嚀

治療初期，我會要求患者先「停機」7至10天，這時請另一半多體諒，不要急著批評、打壓或譏笑，那會讓兩人之間的關係更加破碎。

很高掉至很低。其他性功能障礙患者，很容易因諱疾忌醫，偷偷買壯陽藥亂吃，性慾低下的患者較少出現這種情形。有的患者比較大男人主義，不容另一半抱怨或要求，反而口出惡言嫌棄對方，用「看到妳就沒性慾」的攻擊話語來掩飾自己的無力感，或對女醫師禮貌欠佳，這些都是臨床上常遇到的。

讓他性慾低下的，是荷爾蒙還是妳？

性慾低下又分為「完全性慾低下」和「境遇性性慾低下」，前者無分對象、時間和環境，可能連續1、2個月都缺乏性慾，不想做愛也不想自慰；後者是在特定的對象、時間或環境下才發生，最常見是感情不睦的夫妻，或看到另一半就沒性趣，覺得「了無新意」。

我們得承認，婚姻生活如果一成不變，原有的浪漫甜蜜受時間折損，變成無味的雞肋，男人眼中的愛妻難保不會從珍珠變成魚眼珠。當愛情無法保鮮，性慾越來越淡漠，就需要醫師或婚姻諮商師的幫助了。

找回相戀的初心，慾火會隨感情重燃！

有些男士面對自己的妻子沒性慾，出門卻玩得性致勃勃，這種情況下，諮商師會比中醫師更適合他。如果這中間無關變心，只是身體出狀況，造成雙方變成無性夫妻衍生問題，這時醫師儘早出馬治療，有時癥結一解除，其他問題也就迎刃而解。

性並非解決婚姻問題的萬靈丹，但，性對婚姻真的很重要，當雙方能享受魚水之歡，床頭吵床尾和，許多生活上的小摩擦就不會那麼礙眼，像亂丟襪子這種事，就不容易演變為離婚的導火線。

做為女中醫師，為患者治療這個病症的同時，很多時候，妻子的痛苦或憤怒，很難視而不見。我會鼓勵太太為另一半製造新鮮感，不要鑽牛角尖認為「憑什麼我得討好他？」這不是討好，**妳只是在幫自己的男人一把，讓你們找回初心，記起相戀時的感覺，而這有助於彼此的關係更緊密。對於男病患我也會勸告，給另一半幸福，不正是娶她時的承諾嗎？**只要身體還行，治療會好，別再逃避！

多點支持和驚喜，再升愛火一定有望！

很多小說家會用慾火來描述性慾一發不可收拾，其實滿貼切。年輕時兩情相悅，乾柴烈火，一個擁抱或親吻即能引發激烈性愛；中年之後，有時必須「加油添柴」，給性愛多點支持和驚喜。

●藥食同源這樣吃

對性慾低下的患者，我會給予回春的藥物為其加油，利用補氣、補血的藥材進行溫補，例如當歸、黃耆，或用生熟地刺激荷爾蒙的分泌。

飲食上，生冷寒涼必須忌口，冷飲少碰。至於丁香、豆蔻、小茴香、薑母茶、紅豆湯等食物，都該經常攝取。

●按摩運動這樣做

想改善性慾低下，可按壓膻中、關元等穴道，以及腰背部。膻中穴位在兩乳頭連線的中點，按壓此處有助於氣的疏通；關元穴位在肚臍下方，是元陰、元陽的交關之處，按壓可補腎虛；按摩腰背部時，可多用雙手手掌互搓，兩手心相對，上下摩擦起熱，再用手心熱熨貼腰部，上下移動摩擦。

運動有助於睪固酮的上升，只要不過量造成體力負擔都可。有些患者因爬山、攀岩，運動回來會鐵腿、腰痛好幾天，這就算過量。

●生活禁忌請嚴守

有人曾有不好的性經驗，或做愛時擔心被打斷、被偷窺，久而久之留下陰影，導致性慾缺缺。如果能了解心結，設法化解，就可一掃陰霾。此外，**菸酒會讓小弟弟更無精打采，戒掉就對了**。

●給另一半的叮嚀

我會給性慾低下患者的另一半3項建議——

1. 請不要過度刺激他，頻繁邀約往往會帶給對方壓力，造成情緒反彈。

2. 四季都要保持溫暖舒適度，冬季被褥要足夠，夏季冷氣要適中，身體溫暖、情緒穩定有益於此症。

3. 學習營造氣氛，也許換個地點做愛，偶爾去度假，雙方處在愉悅、輕鬆的氛圍中，讓性事水到渠成。

精蟲危機—不孕又礙性！

【案例1】久坐少運動的電子科技新貴

33歲的趙先生從事電子科技業，結婚多年來性生活和諧，但始終懷不上孩子。趙太太接受檢查，發現子宮內膜異位症並開刀治療，然而好消息依然沒出現，婦產科醫師提醒：「也許該請妳先生也檢查一下。」趙先生自認健康威猛，一檢查卻是少精症，精子活動度只有38%，令他大受打擊。夫妻冷靜討論後決定尋求中醫幫助，希望把精子數量增加，以提高人工受孕的成功率。

我告訴趙先生，精蟲狀況不等同於性能力，也提醒他，上班時幾乎都坐著不動，下班回家又一樣，而久坐不利於精蟲健康。我用還少丹、龜板膠、鹿茸、鎖陽等藥材，讓他早、中、晚服藥，要求嚴禁菸酒、不得熬夜，2週後做精蟲檢查，必須把報告交給我，由我判斷用藥對他的效果。2週後的數據讓人滿懷希望，持續治療。3個多月後，趙太太人工受孕成功，治療告一段落。

【案例2】青春期生活刻苦的大律師

40歲的張律師是名人，經常接一些頗受爭議的案子，成為媒體寵兒的他坦承壓力特別大。張太太比他年輕8歲，健康良好，婚後3年沒避孕卻未曾懷孕。夫妻一同接受檢查，得知問題出在張律師的精蟲數太少了。

從外表看，張律師玉樹臨風，仔細觀察，他其實過瘦。原來在他青春期之前，因父親經商失利，家道中落，好長一段時間過得很刻苦，母親要張羅全家溫飽已經很困難，更遑論注意成長所需的營養。為了出人頭地，張律師從國中起便認真苦讀，長期睡眠不足，全靠意志力在苦撐。我無法確認這是不是種下他精蟲過少的前因，但把脈得知，他確實比較虛。

我利用針灸、薰臍、吃藥三管齊下，幫張律師調養了半年，他氣色變好，也豐潤了點，最重要的是，張太太自然懷孕了，且生下健康男孩。去年夫妻倆又來診間報到，表示想乘勝追擊再生老二。如今，他們有兒有女，幸福滿分。

全球男性的精蟲都在拉警報！

精蟲問題可大分為3類，分別是「數量」、「活動度」和「形態」。2010年，世界衛生組織（WHO）頒訂了新的「正常精液標準」，所有數據都下修，這代表一件事——全球男性的精蟲狀態都在下滑。

正常情況下，男士每次射精大約排出1.5cc的精液，當精液量不及1cc或超過5cc就視為異常。以前大家認為，總精蟲量應達到8000萬至1.2億隻，活動度需達到50%，如果每cc精液裡的精蟲量少於2000萬隻，就是少精症；在精液中找不到精子，就是無精症。

5年前世界衛生組織便把標準放寬，若每cc精液裡的精蟲量不到1500萬隻，且總數量不到4000萬隻，才算少精症。如此一來，很多男士鬆了一口氣，但請別忘記，精蟲太少、活動力太差或老弱殘兵一堆，都是另一半無法順利受孕的原因，有時狀況很差，連人工受孕的成功機率都很低。至於無精症患者，只能透過睪丸切片取出精細胞，培養、分化、成熟為精子，才具有生殖力，否則只能到精子銀行借精了。

精蟲太少，可能潛藏其他健康問題！

在很多人的想像中，不孕夫妻的性生活大概很貧脊、很乏味，事實並非如此。部分男士有精蟲危機，同時也有性功能障礙，但絕大多數男士雖有精蟲危機，性愛能力卻毫無問題，夫妻倆照樣快樂似神仙。

曾有患者問我：「鄒醫師，如果我們夫妻不生小孩，精蟲太少的問題可以不予理會嗎？」我的建議是，最好徹底檢查一遍，有時精液或精蟲太少，背後潛藏著一些問題，難保攝護腺、精囊、輸精管或荷爾蒙等，有無發炎、缺損或分泌不足的情形；如果檢查顯示一切正常，或無礙於健康，只要不求懷孕，的確可以不治療。

但如果精蟲危機伴隨著性功能障礙，基於對性生活品質的追求、身心的健康，我建議最好就醫。

蛋蛋的涼快，很重要的！

察覺自己有精蟲危機的男士，幾乎都在育齡階段因配偶遲遲無法受孕才接受檢查，然後發現這個晴天霹靂的事實。發現時雖已成年，但造成這情形的「因」，卻可能發生在兒童期或青春期。

人體大多數器官被保護於體腔之中，但男性生殖器偏偏長在身體外，原因很簡單，因為精子需要涼快一點的環境——人體溫度低於攝氏37度，而陰囊負責調節溫度，讓睪丸比體溫又低了攝氏2度左右。正常情況下，男生的蛋蛋摸起來應該是冷冷、冰冰、濕濕的感覺，如果摸起來溫熱或燙手，問題就大了。

在年輕小男生身上，最常見的是精索靜脈曲張。靜脈裡有瓣膜可防止血液回流，當精索裡的靜脈瓣膜閉鎖不全，導致血液逆流、血管鼓脹，就稱為精索靜脈曲張；積鬱的血液會使睪丸溫度上升，造成精子死亡或活動力降低，這是男性不孕的原因之一。如果自我檢查，可在陰囊看見或摸到蚯蚓般的血管，嚴重時需開刀治療。

要預防精索靜脈曲張，首先，請避免穿著太緊太悶的小內褲，而且必須從小時候力行。長時間穿著緊身牛仔褲、長時間坐著壓迫陰囊等，最好都應避免。

不避孕半年若未受孕，建議夫妻一起接受檢查！

如果夫妻倆行房頻率正常，又沒有採取避孕措施，經過6個月卻沒有懷孕，這時最好夫妻一起接受檢查。

在從前的年代裡，有鑑於女性不孕比例較高，男性又較排斥這方面的合作，通常會由太太先接受檢查，找不出問題，或找出問題加以治療卻仍無法受孕時，才會請先生出面做檢查。如今時代不同了，男女不孕的比例都提高許多，為了縮短找出問題的時間，建議雙方同步接受檢查。

單車坐墊不過硬、血液循環順暢，小小兵才健康！

毫無爭議的，解決精蟲危機是為了懷孕。當畸形、傷殘的精蟲比例減少，活動力加強且數量增加後，無論自然受孕或人工授精的成功率都會提升。

●藥食同源這樣吃

治療精蟲危機，我常使用杜仲、鎖陽、黃耆、黨參、淫羊藿、巴戟天、肉蓯蓉等藥材，搭配益氣、生精、養血的食材，來幫助精液裡的小小兵。本症患者請提醒自己多吃鮮蚵、大蝦、大蟹、牛肉、羊肉和黑豆，精蟲數據很快就會改善。

鋅和硒是男性力的泉源，兩者是合成男性荷爾蒙的重要物質，且男性精液裡含有大量的鋅，硒則讓精蟲的活動力變好。鋅和硒含量高的食材，請參考前篇「陽痿」的「藥食同源這樣吃」。

●按摩運動這樣做

想改善精蟲問題時，可按壓神闕、合谷、八髎等穴道。神闕穴位在肚臍窩的中央，是長壽大穴；合谷穴是位在虎口的大穴道，按壓這裡能幫助精神、體力和免疫力；八髎在尾椎骨上，也就是股溝處，左右各4，共8個穴位，按壓此處能調節骨盆腔的神經、血管，讓氣血通暢。

任何運動，只要不過量就行。喜歡騎單車的男士，請確保坐墊不會太硬、不會壓迫會陰部，並在中途稍事休息，下車動一動，幫助下半身血液循環順暢。

●生活禁忌請嚴守

男士的生活狀態與精蟲息息相關，過度勞累、陰部過熱、長時間久坐、抽菸、喝酒、嚼食檳榔等，都有損精蟲的數量和狀態，而睡眠充足、營養均衡和適度運動則有正面幫助。此外，不宜過度刺激，必要時需暫時禁慾，連自慰都應暫停。

●給另一半的叮嚀

近來食安問題嚴重，建議婚後儘量在家開伙，避免外食，並少吃加工食品，減少食品添加物對精蟲的傷害。烹調時，請加重根莖類和海鮮的比例，讓另一半每天都能吃到這些食物。

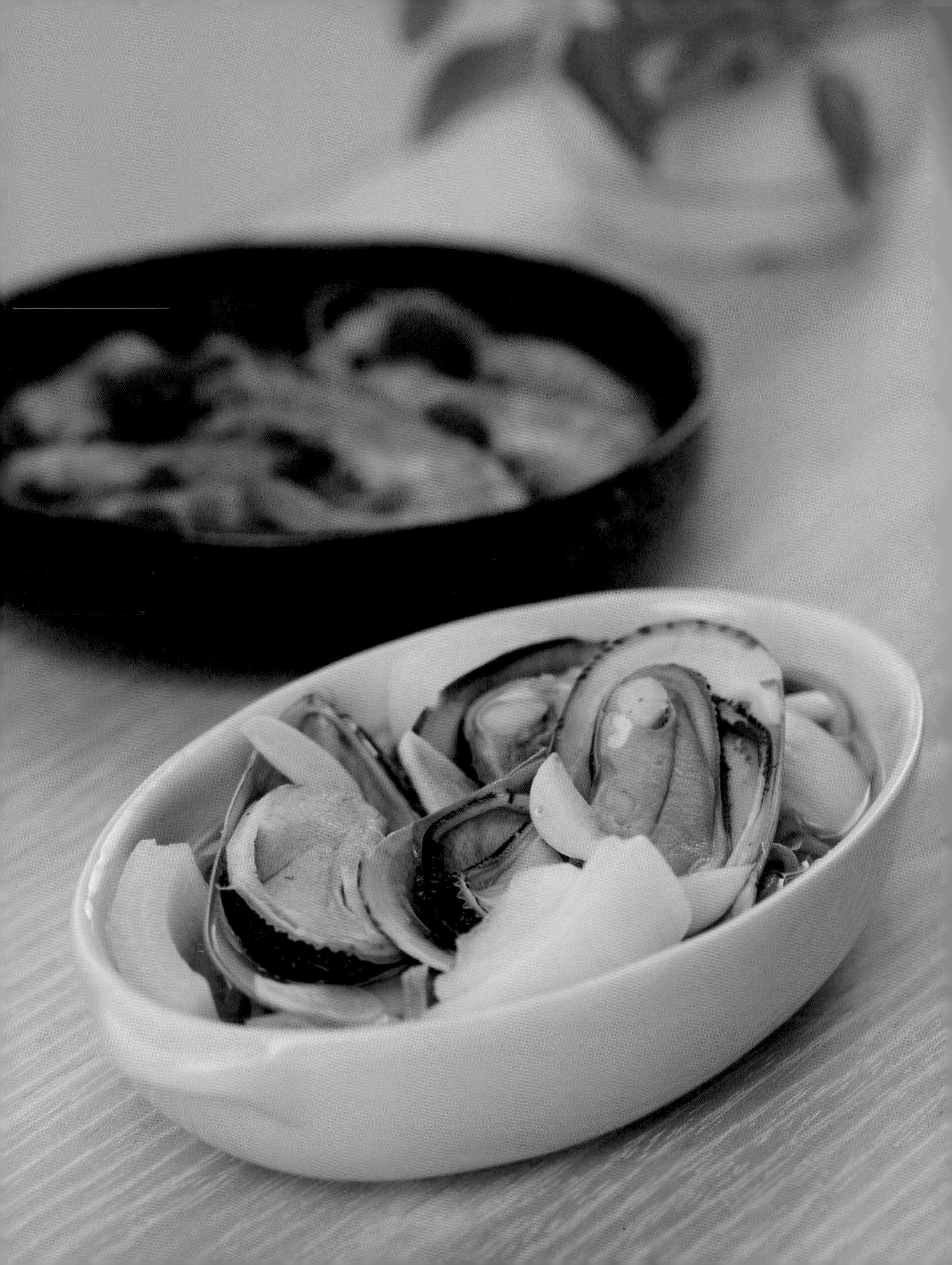

PART 3

不敗料理

超實用！麻辣女中醫親研30道壯陽對症料理，從此讓他嚇嚇叫！

現代男士普遍工作壓力大，或多或少影響健康，本該愉悅的性事，有時竟成為難以言說的心事。中醫將飲食視為療病、養生的一部分，對男性力更是如此，了解食材和藥材的特性，巧妙結合烹飪手法，用30道美味料理可以壯大男性力，從此上床不NG，值得所有夫妻攜手來體驗！

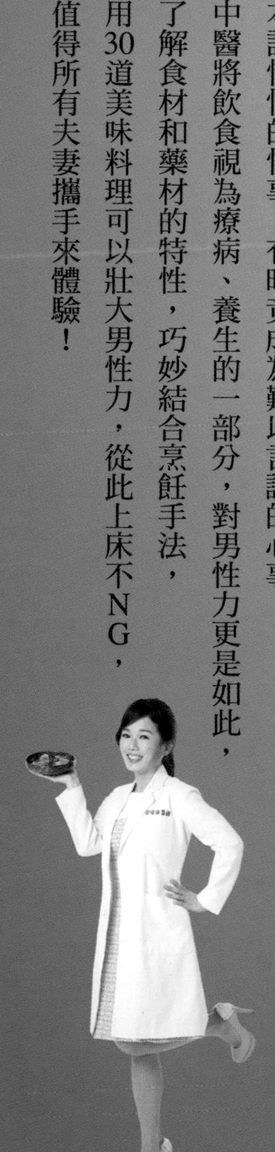

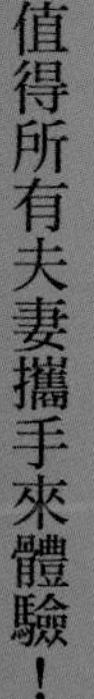

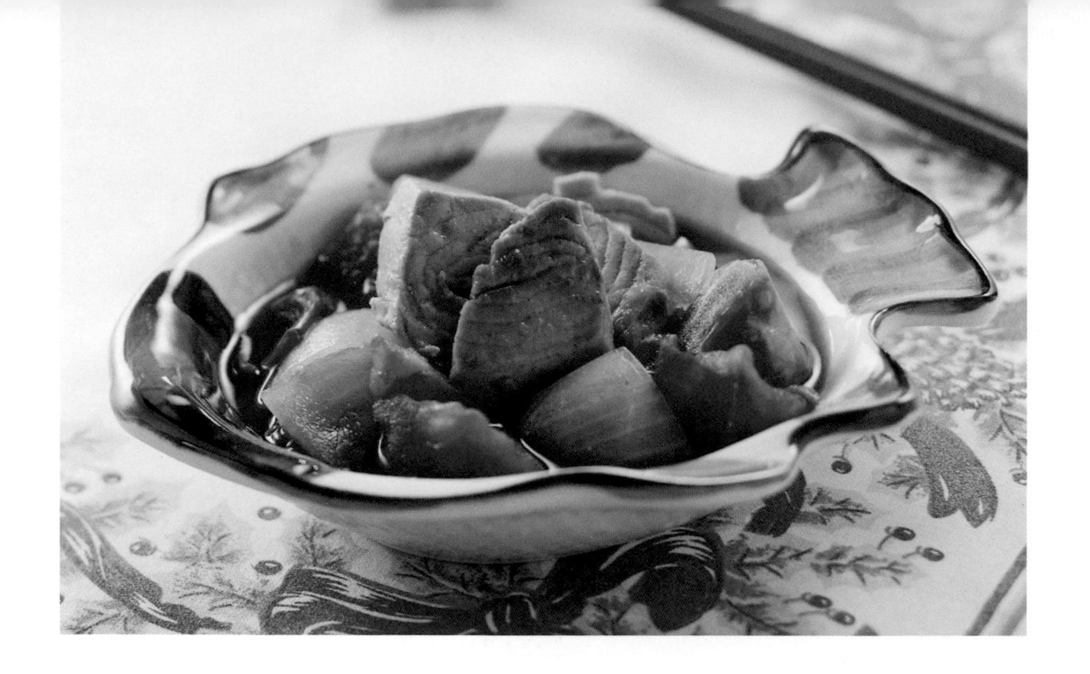

3 金槍不倒煮

食材

鮪魚 ………… 2大片
（每片約掌心大、1公分厚）
牛番茄 ………… 3大顆
洋蔥 ………… 1顆

調味

味醂 ………… 1大匙
鹽 ………… 少許

做法

1. 鮪魚對半直切（共4小片），洗淨備用。
2. 牛番茄洗淨去蒂，每顆切4等分。洋蔥洗淨剝除外皮，切8等分。
3. 將牛番茄、洋蔥、味醂放入鍋中，以小火拌炒1分鐘，再加2杯水燜煮5分鐘。
4. 放入鮪魚翻炒，以小火慢燉30分鐘，熄火加鹽調味即可。

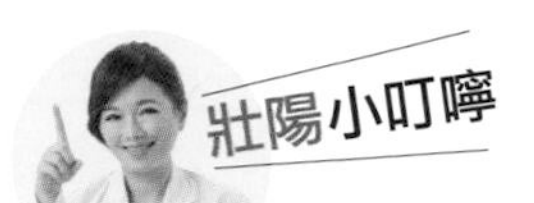

壯陽小叮嚀

❶ 鮪魚就是金槍魚，是高蛋白、低熱量的好食材，還有牛磺酸、胱胺酸、維生素B6、B12、鐵質等，有助於補充體力，多吃可補虛壯陽。

❷ 洋蔥有利於攝護腺保健，對男性生殖系統有修護之效；茄紅素是攝護腺的健康之寶，牛番茄則是最適合燉煮、做料理的品種，無論口感或甜度都很理想。

❸ 這道料理男女皆宜，任何體質都能吃。有早洩情形的男士建議每週吃1、2次，搭配飯食或麵食，並儘量將湯汁吃完。

4 杜仲續斷蒸秋葵

素食者可食用

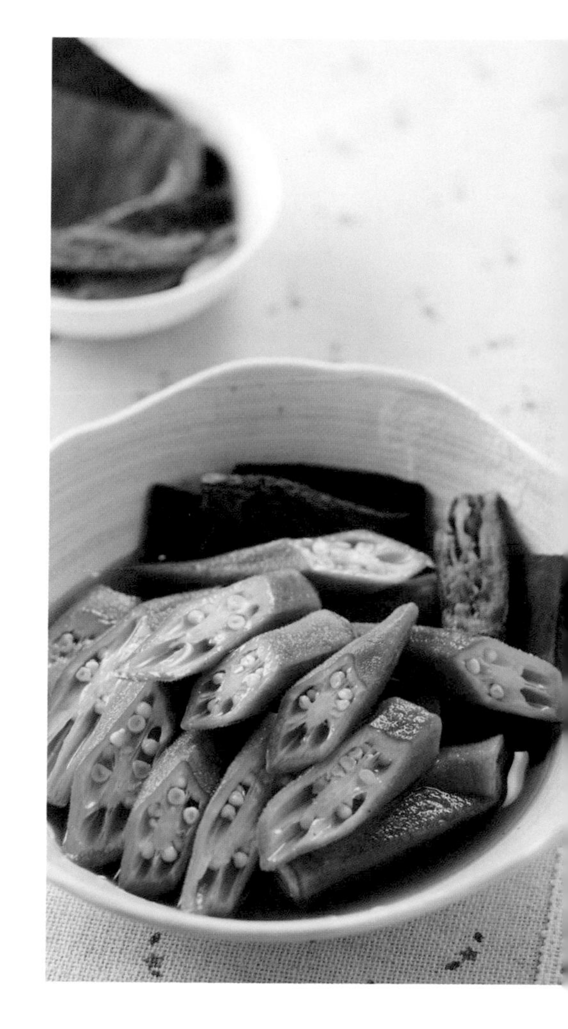

藥材

杜仲……5公克
續斷……5公克

食材

秋葵……7條

調味

醬油……少許

做法

1. 藥材以清水快速沖洗。將秋葵洗淨，去蒂頭，斜切成半。
2. 將錫箔紙摺成蒸盤（或買鋁盤），將藥材鋪放於底部，再放上秋葵，淋上半杯水，然後密封起來。
3. 將錫箔紙放入傳統電鍋蒸，外鍋加1杯水。
4. 待開關跳起，夾出秋葵，沾醬油食用。

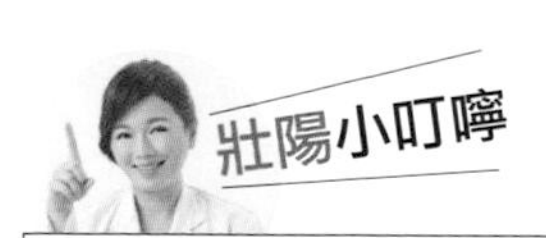

❶ 杜仲和續斷是藥對（二個合拍中藥，效果加倍），能補肝益腎，固筋骨。早洩的男士常有腰膝痠軟的問題，這道料理很能幫上忙，建議每週吃1次。

❷ 秋葵有「植物威而鋼」之稱，其鈣質含量高，蛋白質又豐富，吃素的朋友應常吃。此外，它含有大量的鋅和硒，是男性最需要的元素，多吃可強腎補虛。蒸的過程，秋葵會吸入杜仲和續斷的藥汁，助性效果更強烈。

❸ 秋葵是涼性食物，胃不好的人能吃，常腹瀉的人卻不行。包括糖尿病、貧血、高血脂患者，都適合吃這道料理，吃的時候除了吃秋葵，請把湯汁也倒出來喝掉。

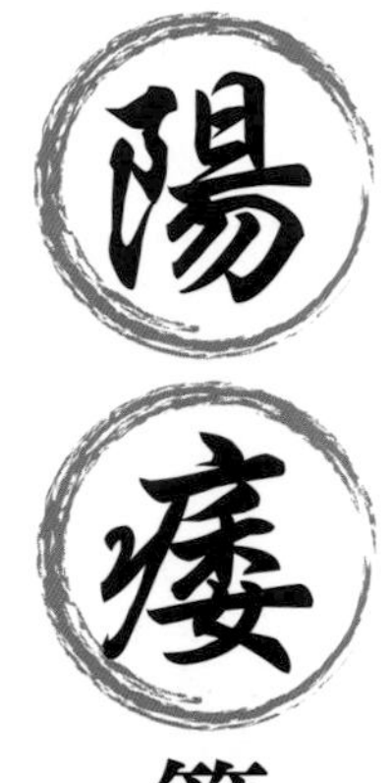

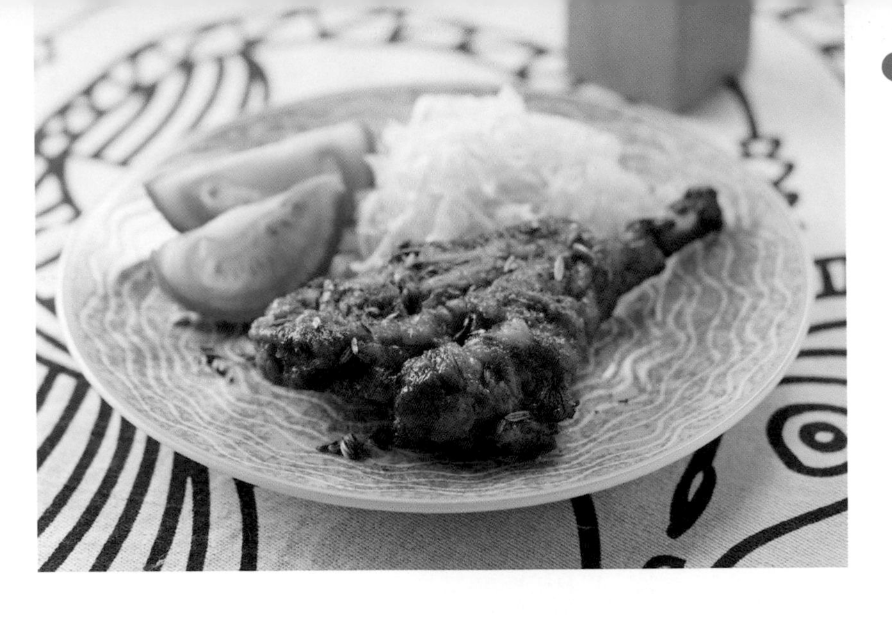

6 孜然羊排

食材

帶骨羊排 …… 2根

調味

孜然粉 …… 15公克
米酒 …… 2大匙
鹽 …… 少許

做法

1. 用所有調味料醃漬帶骨羊排，放入冰箱靜置至少2小時。
2. 將羊排以鋁箔紙包裹，入烤箱以攝氏200度烤40分鐘。
3. 打開鋁箔紙將羊排翻面，重新封好再入烤箱續烤30分鐘，熟透即可。
4. 可將烤改為煎。在平底鍋倒入少許橄欖油，以大火將兩面煎至5分熟，再改以中小火煎熟，肉汁就不會流失。

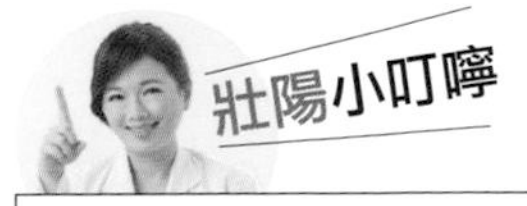

❶ 孜然粉適用於牛肉和羊肉，可以去腥解膩，增加食慾和性慾，還能通血脈、去寒除濕，對於夜間頻尿、影響睡眠的人有益。

❷ 中醫對羊肉的評價很高，所謂「人參補氣、羊肉補形」，羊肉可補陽補火，在紅肉中算是膽固醇較低的。況且羊不吃飼料，以吃草為主，少有抗生素或激素殘留的問題，是最讓人放心的肉品。

❸ 這道料理特別推薦給手腳冰冷、性慾淡漠、愛愛會虎頭蛇尾的男士，在秋冬季節裡，建議每週吃1次。對酒精過敏者，請自行將米酒去除。

❹ 請注意：孜然粉燥熱，在盛夏、便秘、長口瘡時不宜吃本道料理！

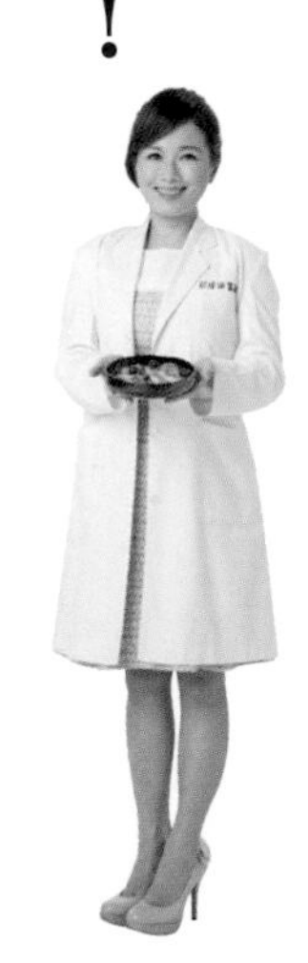

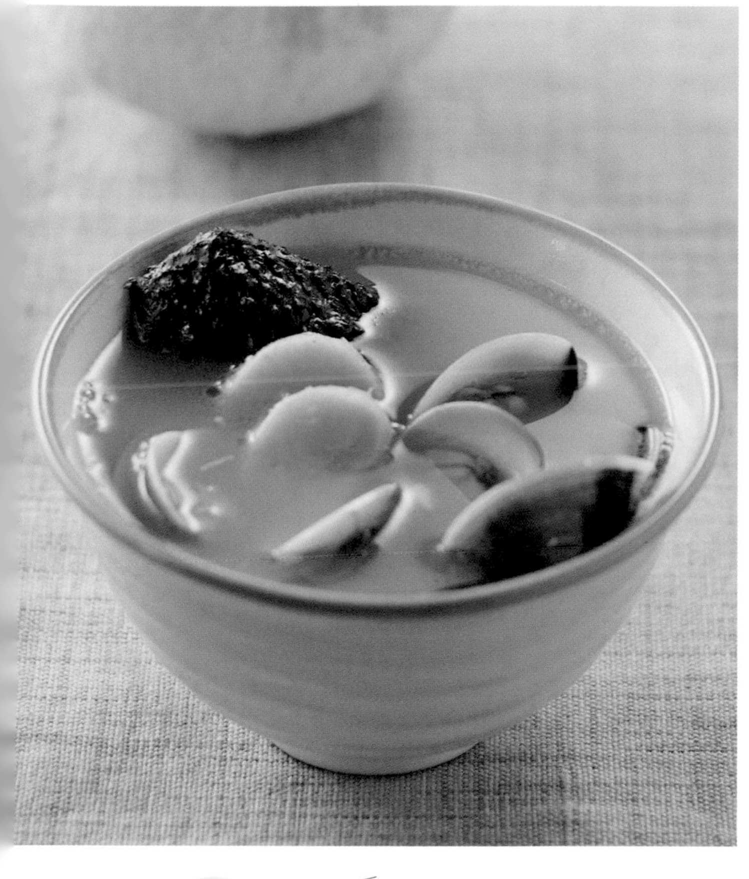

7 滋陰清涼補

食材

新鮮椰子水……500cc
新鮮干貝……1顆
蛤蠣……6個
烏骨雞三節翅……1支

調味

鹽……少許

做法

1. 干貝以清水沖洗。蛤蠣完成吐沙後洗淨外殼。烏骨雞翅洗淨切成3段。
2. 將步驟1放入個人燉盅，注入所有椰子水。
3. 燉盅加蓋，放入傳統電鍋蒸，外鍋加1杯水。
4. 待開關跳起，加鹽調味，拌勻趁熱食用。

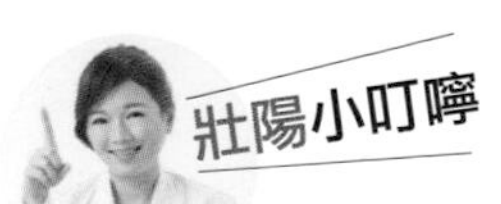

❶ 中醫認為色黑入腎，烏骨雞是滋補聖品，它的胺基酸比一般雞肉更豐富，對解除疲勞很有幫助。因為這道料理是做給男士吃的，若能買到母雞就更好。

❷ 干貝有麩胺酸鈉，素來被當成替代味精的高級品。吃干貝可滋補腎陰、養血補氣，預防動脈硬化。至於蛤蠣是滋陰潤燥的食材，蛤蠣肉可入肝、腎，含有牛磺酸、蛋白質、維生素、微量元素等營養成分，但腹瀉時不宜吃。

❸ 椰子水可降燥熱，讓身體舒服地消暑。這道料理很適合台灣的炎熱天氣，尤其經常頂著太陽跑外務、體虛火燥、容易中暑的男女，皆可做為日常飲食保健。

❹ 行房過程中容易倒陽的男士，建議每週吃1次。請注意：痛風患者雖能吃，但在急性發作期必須避免吃本道料理！

8 四季春 去除香菜，素食者可食用

食材

四季豆……200公克
香椿……20公克
香菜……20公克
硬花生……30公克

調味

白醋……3大匙
白砂糖……2大匙
鹽……少許

做法

1. 四季豆洗淨去頭尾，斜切成約3公分長，入滾水燙熟，放入大碗。
2. 香椿和香菜洗淨後剁碎，放入步驟1中，加入所有調味料充分攪拌。
3. 最後撒上硬花生，即可食用。

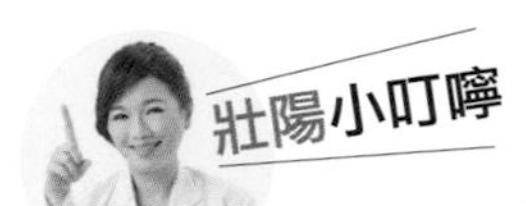

❶ 有些陽痿患者的腸胃很弱，因長期腹瀉而體虛，這時必須先健脾養胃，才能改善男性力；對這類患者，以及小便泡沫多而濁、總覺得疲累的男士，建議常吃這道溫和料理，只要買得到食材，天天吃都沒問題，甚至可多做些存放在冰箱裡，隨餐取用。

❷ 四季豆健脾胃，是很好的蛋白質，在某些季節可用長豆或醜豆來替代。白醋等同於酵素，適量攝取可照顧腸胃。

❸ 香椿的維生素C、磷、鐵都一級棒，還具有細胞修復、抗氧化、抑制腫瘤細胞、降血壓、降血糖等功效，被譽為「綠色之寶」。香菜就是芫荽，除了提味，還能促進循環，有壯陽助性的作用。

❹ 花生別名長生果，最為人詬病是保存不當會產生黃麴毒素，如果有痛風問題，可直接將花生拿掉；也可用堅果碎來替代，口感也很棒。

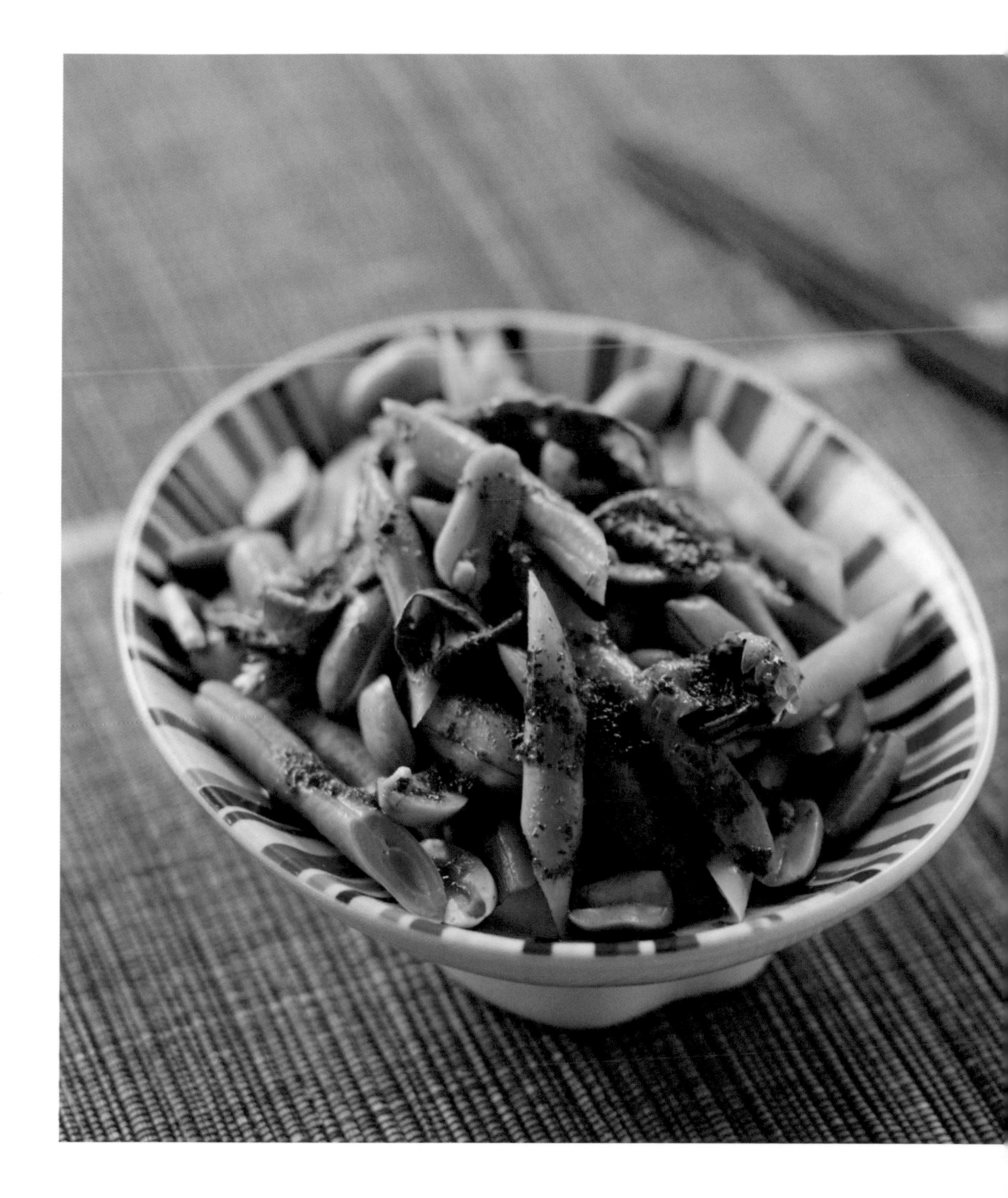

9 定志小肉丸

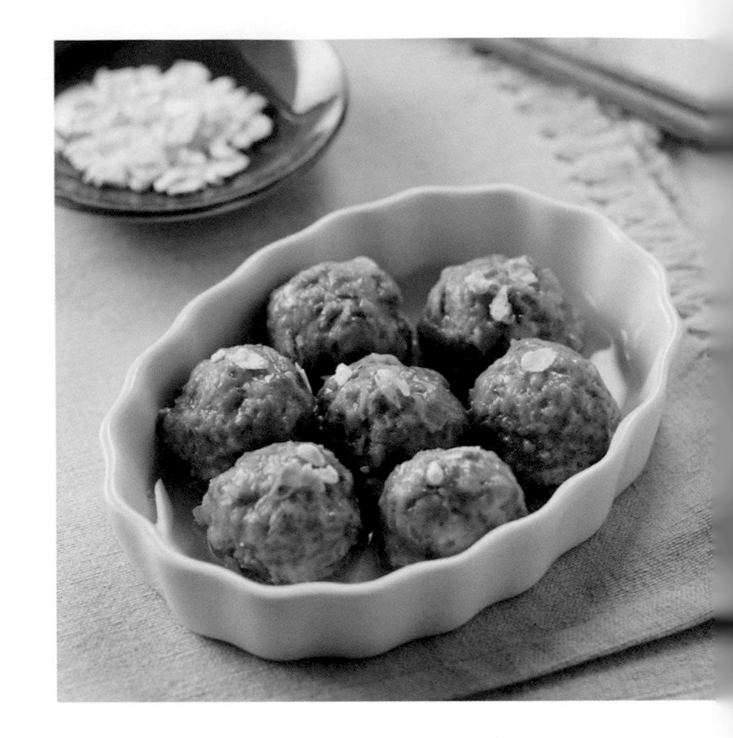

藥材

龍骨……30公克
牡蠣……30公克

食材

豬絞肉……200公克
洋蔥……1/2顆

調味

麻油……1小匙
醬油……1大匙
鹽……少許

做法

1. 藥材以清水快速沖洗，加300cc水，大火煮沸轉小火，續煮30分鐘。將藥汁濾出，待冷備用。
2. 從步驟1取出50cc，與所有食材和調味料拌勻，捏成10顆小肉丸。
3. 將步驟2排於有深度的盤內，取剩餘的步驟1倒入。
4. 放入傳統電鍋蒸，外鍋加半杯水，待開關跳起，吃肉丸、喝湯。

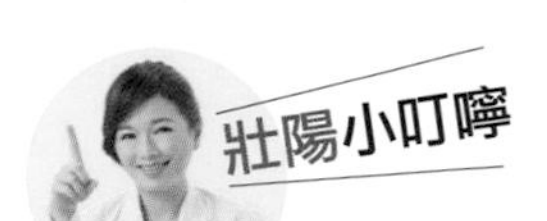

壯陽小叮嚀

❶ 中藥材龍骨是指動物煅燒的骨粉，牡蠣則指洗淨、乾燥後曬乾的牡蠣殼，這兩味是藥對（二個合拍中藥，效果加倍），可以補陰潛陽、安神鎮心。

❷ 對於用腦過度、腦神經衰弱、長期失眠引發的陽痿，這道料理能幫忙情緒穩定，改善睡眠品質，睡得好才能恢復體力，也才有男性力可言。本道料理男女都能吃，每個月建議吃1、2次；如果最近常多夢、易醒，或熬夜晚睡時，該星期就可上這道菜。

❸ 豬絞肉可換牛絞肉。當天打算親熱時，可再多放蝦泥（剝殼去泥腸後，以刀背輕拍壓成泥），鮮甜度和蛋白質都加碼。蒸盤裡的湯是藥汁和肉汁混合體，一定要喝掉或拌飯吃！

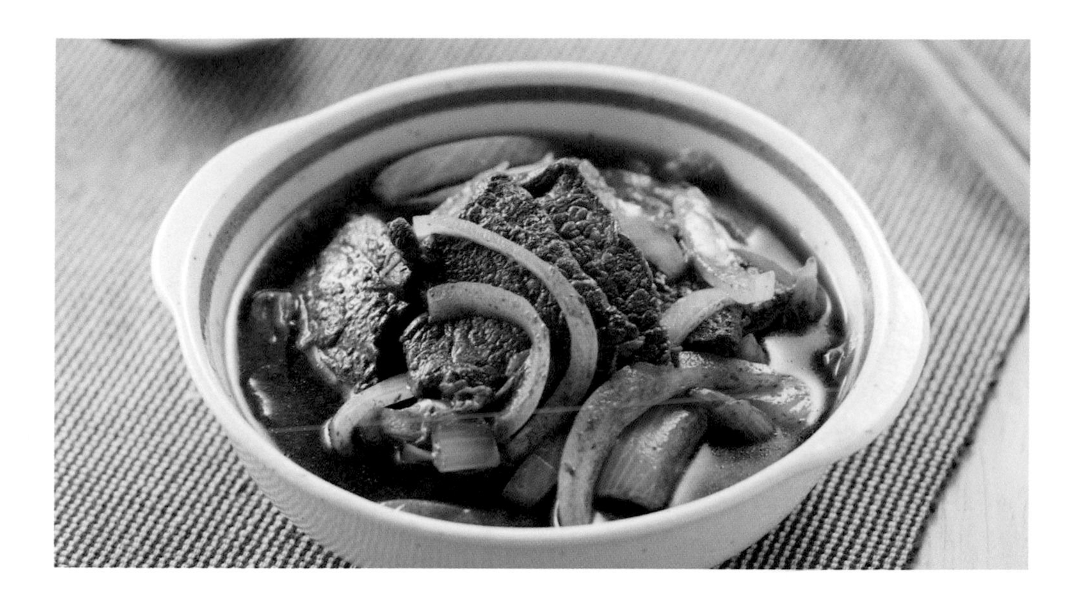

10 牛肉洋蔥燒

食材

牛肉 ………… 150公克
洋蔥 ………… 1/2顆

調味

紅酒 ………… 1/3杯
壽喜燒醬汁 ………… 1/2杯

做法

1. 牛肉洗淨，逆紋切成8小塊，以紅酒和2/3杯的水醃漬，放入冰箱靜置至隔天。
2. 洋蔥去皮切成條狀，備用。
3. 將步驟1、2、壽喜燒醬汁、1杯半的水同放入鍋中，大火煮沸轉小火，續煮30分鐘即可。

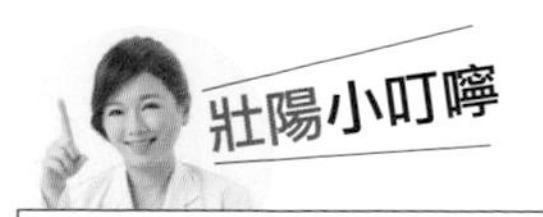

❶ 牛肉、洋蔥、紅酒都是能壯陽助性的食材，尤其牛肉的蛋白質和胺基酸可增強男性持續力；三者一起加乘，能刺激心血管並促進末梢血液循環，對男性勃起有加分作用。

❷ 牛腩很適合用來做本道料理，其他部位不拘，但切肉時請逆紋切，比較容易煮得軟爛。若想縮短製作料理的時間，可改用牛肉片，醃漬、烹調時間皆可節省一半。

❸ 被醫師診斷為腎虧，以及行房無法貫徹到射精的男士，建議每週至少吃1、2次。請注意：痛風、高血脂患者、對酒精過敏者，不宜吃本道料理！

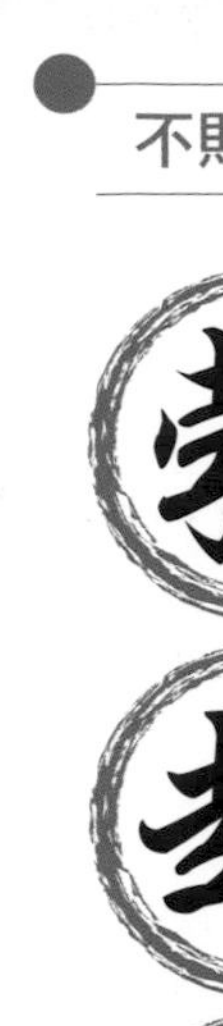
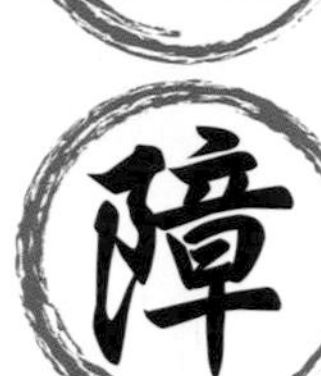
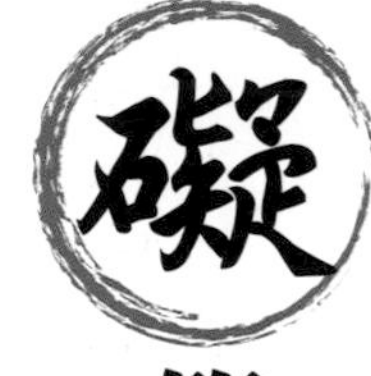

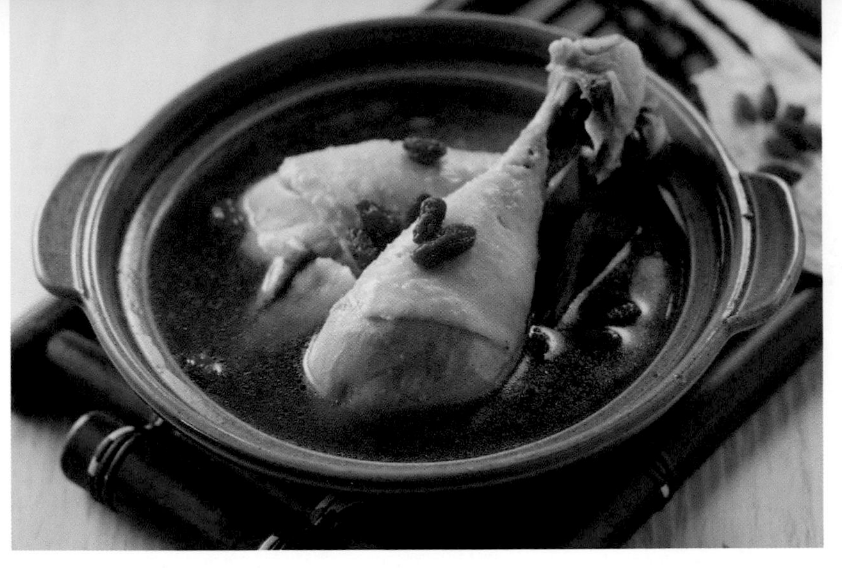

11 滋補鹿茸雞

藥材

鹿茸片……4片
枸杞……1大匙
當歸……1片

食材

土雞腿……1支

調味

米酒……1/2杯
鹽……少許

做法

1. 藥材以清水快速沖洗，放入燉鍋中。
2. 土雞腿洗淨後，放入步驟1中，加入米酒，並注入適量的水，淹過雞腿即可。
3. 燉鍋加蓋，放入傳統電鍋蒸，外鍋加2杯水。
4. 待開關跳起，加鹽調味，拌勻趁熱食用。

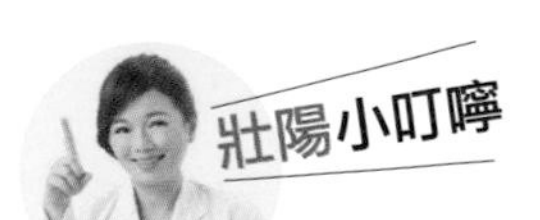

壯陽小叮嚀

❶ 鹿茸帶有鹹味，若不排斥其氣味，甚至可不加鹽。鹿茸對於精血兩虛的人，有補肝腎的作用。它有雄性荷爾蒙、性激素、礦物質、微量元素等，自古被視為補精、壯陽的高級藥材。

❷ 當歸是靈活的中藥材，可與其他藥材搭配出多重效果。因能補氣血、促進末梢循環，治療無法當硬漢的男士們，經常會用到它。

❸ 這道料理只需吃肉喝湯，不吃藥材。適合壓力過大、積勞成疾、手淫過度、精氣血都弱的男士，每週吃1次即可。對酒精過敏者，請自行將米酒去除。

❹ 請注意：胃痛、痛風、急性高血壓患者不宜吃本道料理！如果血糖或血脂偏高，可將土雞腿改換為杏鮑菇，做成「滋補鹿茸菇」。

12 還少海馬燉

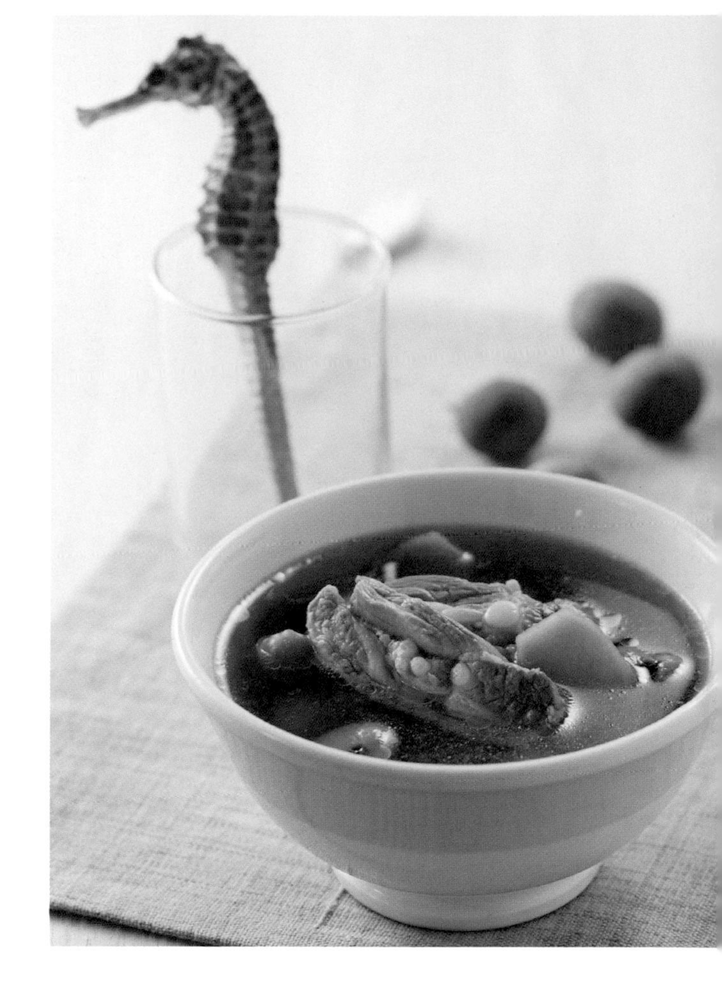

藥材

海馬 ………… 1隻
枸杞 ………… 1/2大匙

食材

軟肋排 ………… 6小塊
龍眼肉 ………… 3顆
薑 ………… 2片

做法

1. 準備一鍋煮沸的水，將軟肋排入水汆燙，瀝乾。
2. 藥材以清水快速沖洗，瀝乾備用。
3. 將步驟1、2放入燉鍋，並注入適量的水，淹過食材即可，加蓋放入傳統電鍋蒸，外鍋加2杯水。
4. 待開關跳起，拌勻趁熱食用。

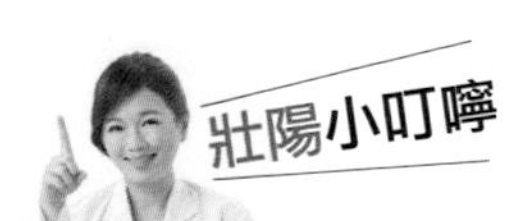

壯陽小叮嚀

❶ 海馬是溫腎壯陽的藥材，怕冷、腰膝無力、虛冷的人可多吃。因含有激素，對夜尿、性功能不佳、有勃起障礙的男生而言是福音，也可治療氣喘。有些男士小時候常夜咳、久咳不癒、氣喘、肺氣虛弱，長大後變成勃起障礙，一定要試試這道料理。

❷ 龍眼乾是溫補，有了它，能讓藥材的味道變好，還有利於安定情緒。

❸ 這道料理只需吃肉喝湯，不吃藥材。適合壓力過大、積勞成疾、手淫過度、精氣血都耗弱的男士，建議每週吃1次。

❹ 請注意：當有感冒、牙痛、牙齦腫痛、喉嚨痛等上火情形，不宜吃本道料理！

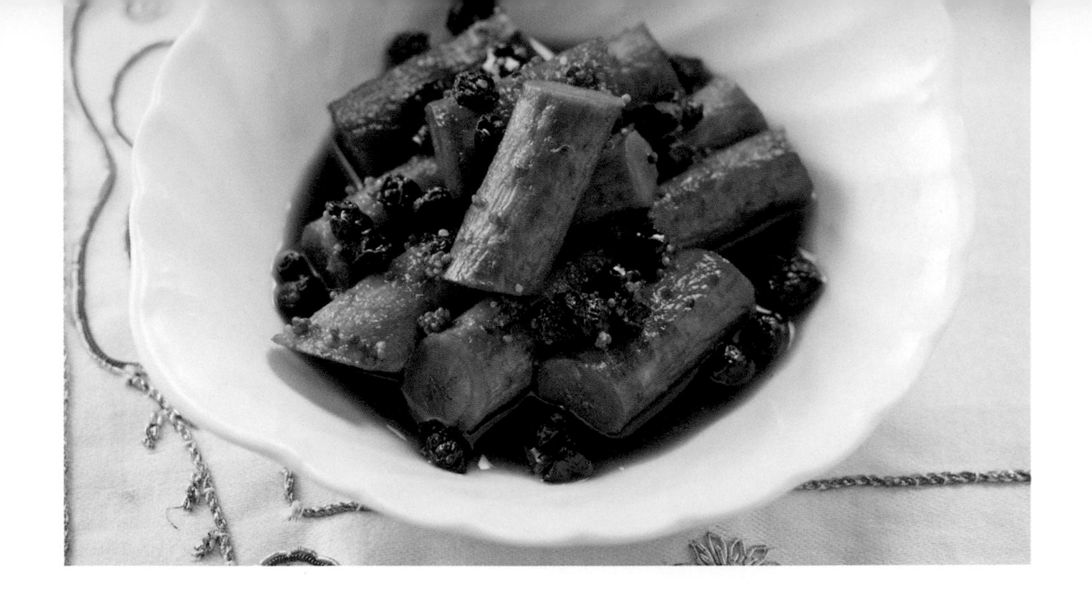

13 五味子菟絲子牛蒡燒 素食者可食用

做法

1. 將五味子和菟絲子裝入小棉布袋，加400cc水，大火煮沸轉小火，續煮30分鐘。取出小棉布袋丟棄，湯汁待冷備用。
2. 將牛蒡置於流水下，以刀背去皮，切成3公分小段。
3. 將步驟1、2、壽喜燒醬汁一同放入鍋中，大火煮沸轉小火，續煮30分鐘，待收汁即可。

藥材

五味子……10公克
菟絲子……5公克

食材

牛蒡……1根

調味

壽喜燒醬汁…1/2杯

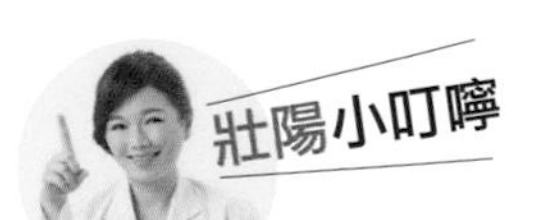

壯陽小叮嚀

❶ 因腎虛常腰痛之人，可能出現疲倦、頻尿、遺精等問題，嚴重影響男性力。菟絲子既補腎陽又補腎陰，可固精，是處理男性問題的常用藥材。小棉布袋可至中藥行或雜貨店購買。

❷ 五味子入五味、補五臟，可改善疲勞、滋補元氣，尤其善於補腎、寧心，對經常夢遺、滑精的人能起療效。

❸ 牛蒡是壯陽蔬菜，自古藥食兩用，又有「大力根」、「牛鞭菜」等別名，它含有多種胺基酸和微量元素，膳食纖維豐富，對血糖、血脂、血壓的控制都有益。

❹ 這道料理男女都能吃，因身心疲憊以致無法勃起，以及常滑精、早洩的男士，建議每週至少吃1、2次。

14 胡桃燒雞來開機

藥材

胡桃……10顆

食材

棒棒腿……1支
大蒜……5瓣
青蔥……1根
辣椒……1根

調味

甜麵醬……20公克
醬油……1大匙
冰糖……1大匙

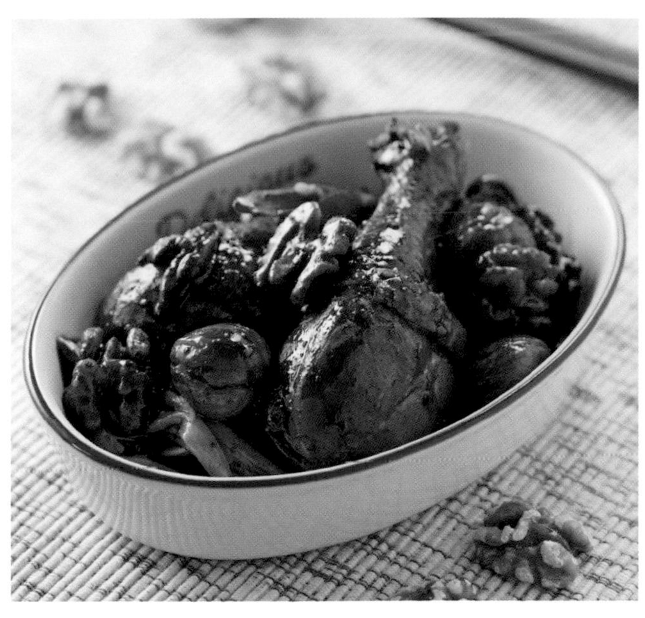

做法

1. 藥材以清水快速沖洗。棒棒腿等食材洗淨備用。
2. 將所有調味料加3杯的水，攪拌均勻。
3. 大蒜拍碎去皮切細，青蔥洗淨切段，辣椒洗淨切絲。
4. 將步驟2、3倒入鍋中，以小火拌炒1分鐘，再放入胡桃和棒棒腿，大火煮沸轉小火，續煮20分鐘即可上桌。

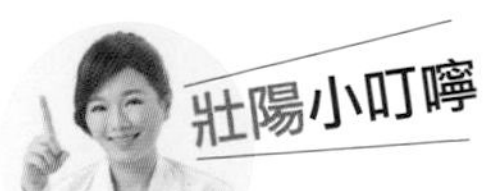

壯陽小叮嚀

❶ 胡桃的Omega-3在堅果中是最豐富的，且含有多元的礦物質，被視為溫腎、壯陽、固精的好食材。對於體質容易喘咳又「開機」困難的男士，胡桃能改善肺腎兩虛，每星期至少吃1、2次，只要持之以恆，包括眼睛昏花、腰膝痠軟、遺精、陽痿等毛病都會改善。

❷ 雞肉的脂肪含量較少，蛋白質卻很好吸收，是很理想的肉品，任何體質的人都適合攝取。本道料理可做為日常菜色，不會增加烹調的工作量。

❸ 請注意：經常大便稀軟的人不宜吃本道料理！

15 杏福菇 去除大蒜，素食者可食用

藥材

骨碎補	10公克
杏仁	20公克

食材

杏鮑菇	150公克
大蒜	6瓣
辣椒	1根
九層塔	20公克

調味

糖	1大匙
醬油	1大匙

做法

1. 將骨碎補和杏仁裝入小棉布袋，加200cc水，大火煮沸轉小火，續煮30分鐘。取出小棉布袋丟棄，湯汁待冷備用。
2. 所有食材洗淨，杏鮑菇以滾刀切塊，大蒜拍碎去皮切細，辣椒洗淨切絲。
3. 將步驟1、2一同放入鍋中，加入調味料，大火煮沸轉小火，續煮20分鐘收汁。
4. 將九層塔洗淨放入鍋中，翻炒半分鐘，出現香氣即可盛起。

壯陽小叮嚀

❶ 骨碎補可補腎、強骨、祛濕，對改善體虛和腰痠背痛有效，屬於溫補藥材，能壯筋骨，固腰力，所有男士都適合吃，尤其推薦給面對喜歡的人也「無能為力」的男士。

❷ 杏仁可改善氣喘、潤腸通便，並預防心血管疾病，容易腸躁或便秘的人可每天少量地吃幾顆，對男性力也有加分作用。

❸ 杏鮑菇有胺基酸、維生素和多醣體，是健康食材。搭配大蒜、九層塔等壯陽食材，有益身體，又不至於造成負擔。

❹ 胃食道逆流患者，請將大蒜去除，以免引起不適。有勃起困擾的男士，建議每週至少吃1、2次。

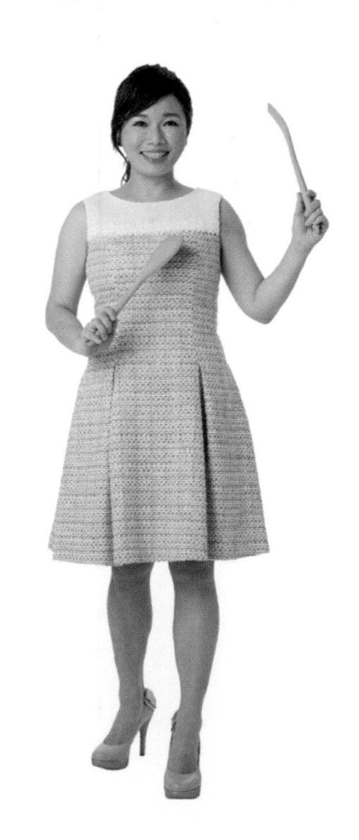

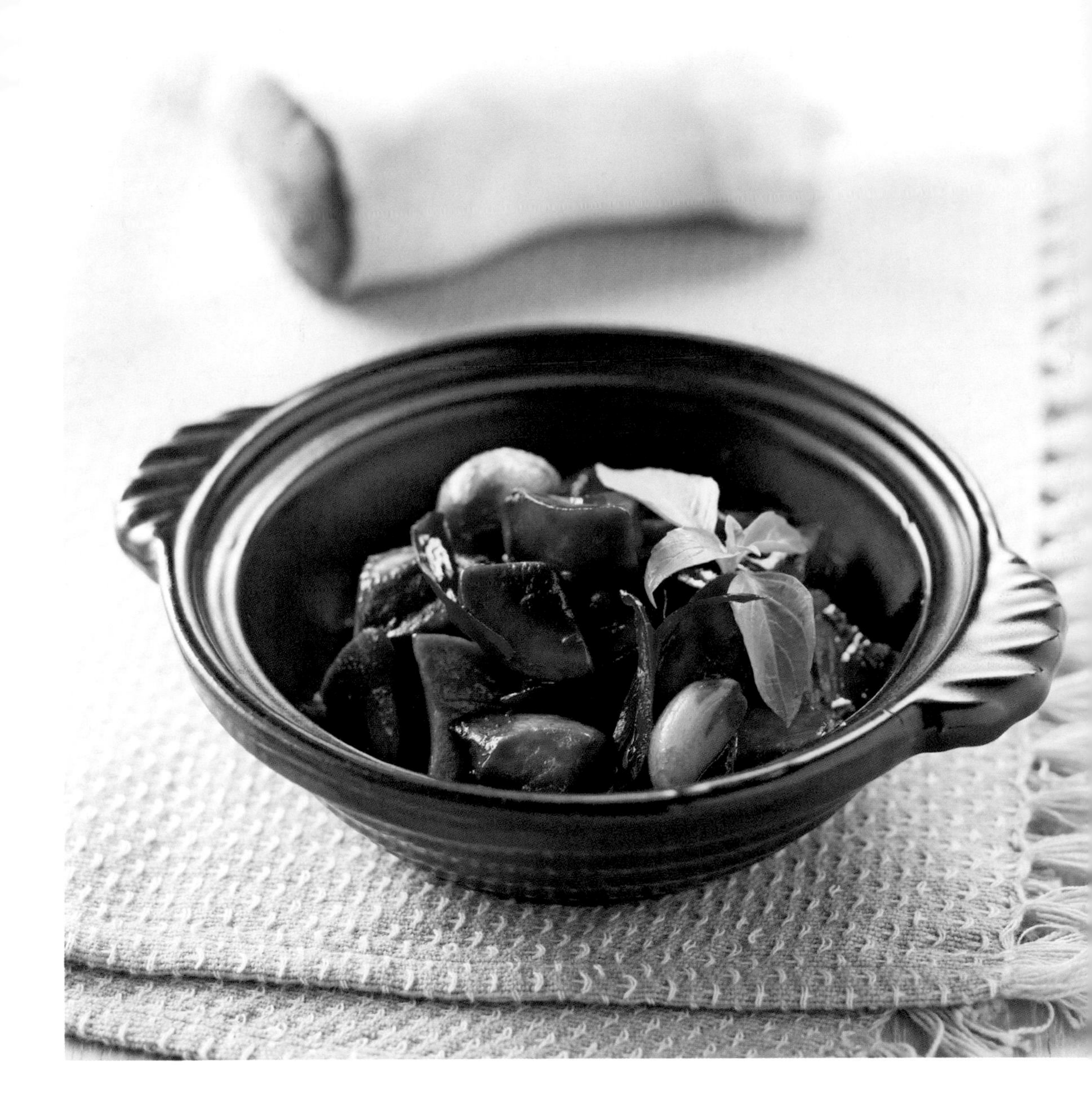

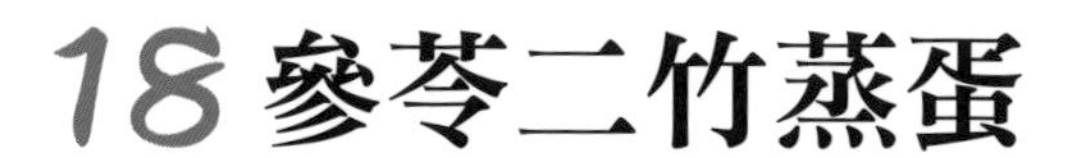

藥材

- 黨參 5公克
- 茯苓 15公克
- 淡竹葉 5公克
- 玉竹 10公克

食材

- 雞蛋 1顆
- 蝦仁 2隻
- 旗魚 1小片
- 蟹肉 1片

調味

- 鹽 少許

做法

1. 藥材以清水快速沖洗，加200cc水，大火煮沸轉小火，續煮30分鐘，讓藥汁剩下50cc左右即可。
2. 將雞蛋打成蛋汁，加入50cc藥汁和鹽，攪拌均勻，放入傳統電鍋蒸，外鍋加半杯水。
3. 待開關跳起，在蒸蛋上頭放蝦仁、旗魚和蟹肉，外鍋再加半杯水續蒸，等開關再度跳起，趁熱食用。

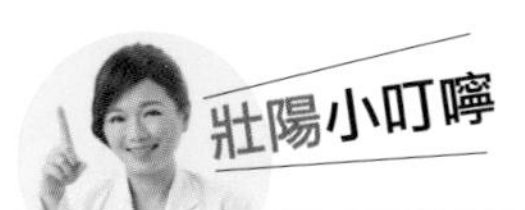

❶ 黨參補脾養胃又潤肺養血，可增強抵抗力；茯苓健脾、寧心、安神，還可利尿、消水腫；淡竹葉清熱、除煩又利尿，可改善煩熱引起的失眠或牙齦腫痛；玉竹養陰潤燥，可生津止渴，和黨參一起尤能改善心肌缺血的情況。

❷ 特別推薦給加班的上班族當消夜，好吃、易做又容易消化，能帶給疲憊的身體能量，又不至於造成負擔，不會因吃消夜而影響睡眠。

❸ 本道料理適合各種體質，建議每週吃3次。

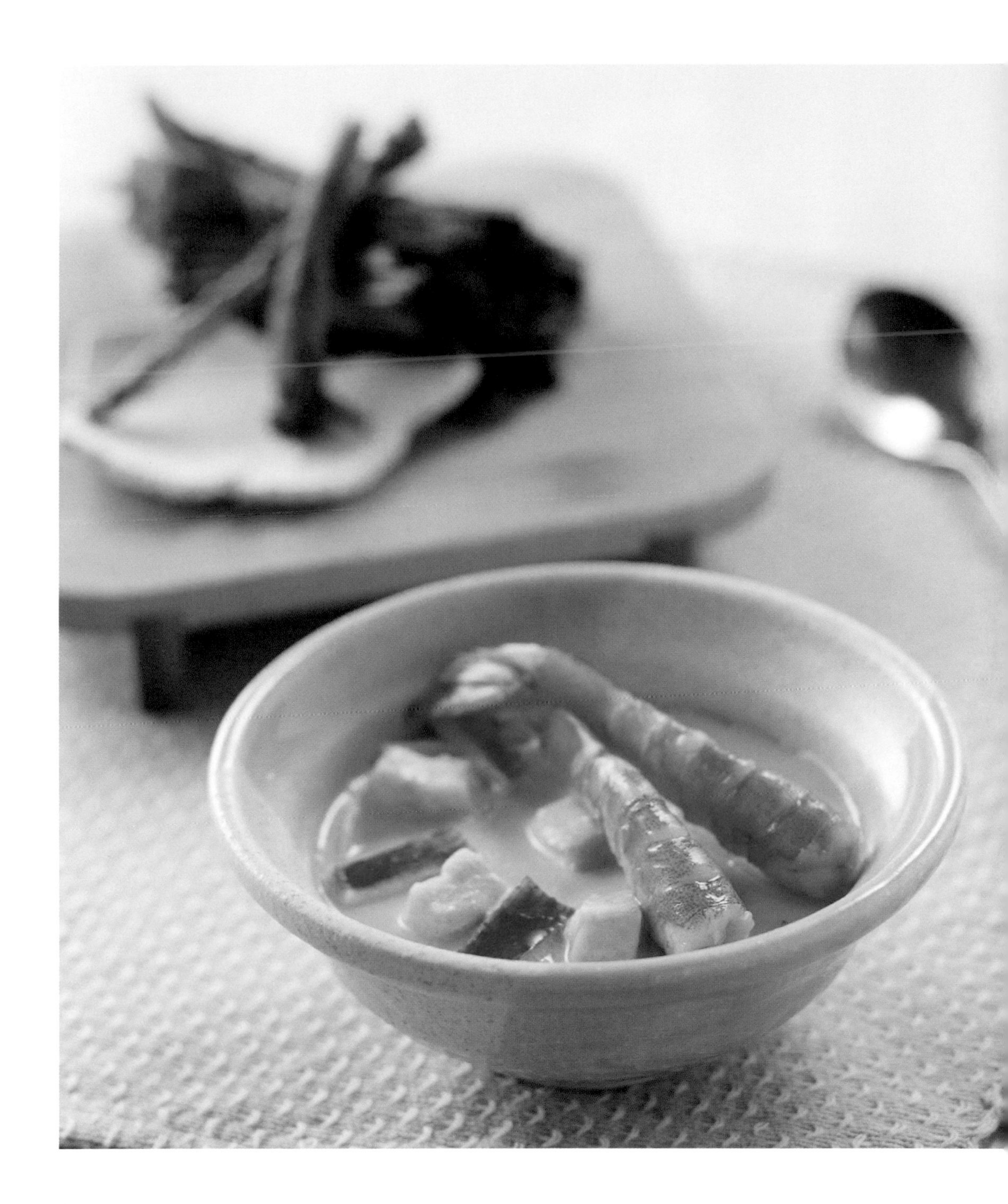

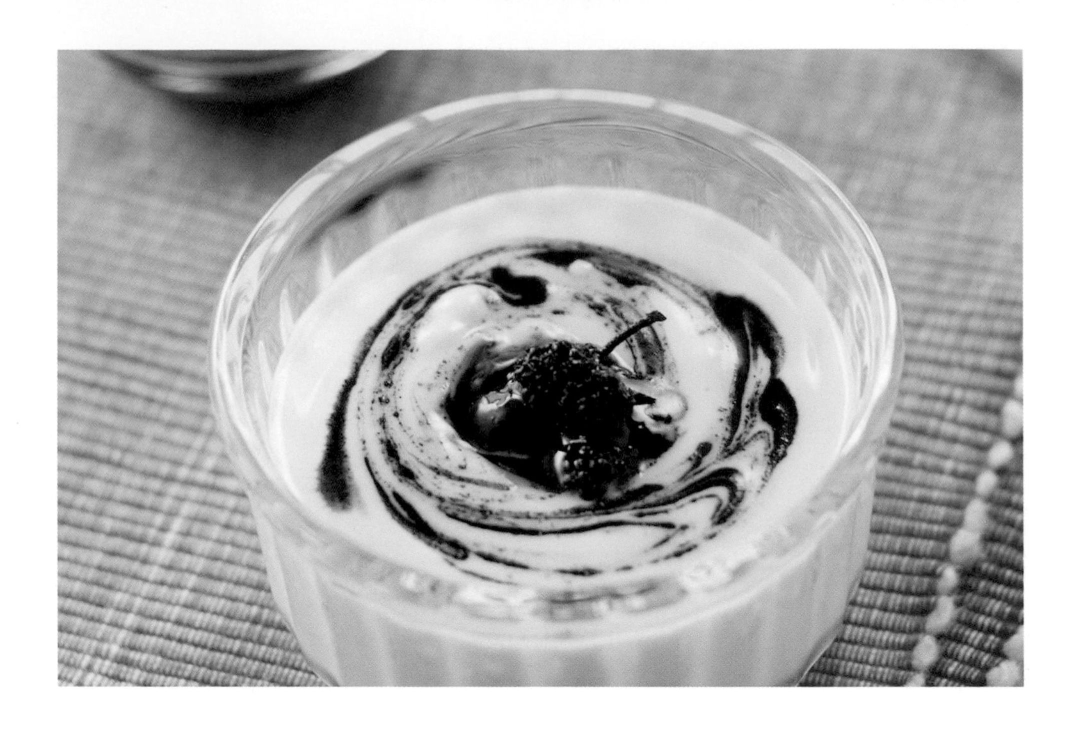

19 桑椹黑芝麻優格 素食者可食用

食材

桑椹醬……1大匙
黑芝麻醬……1小匙
原味優格……1/2碗

做法

1. 將優格放置於碗中，放上桑椹醬，再淋上黑芝麻醬即可。

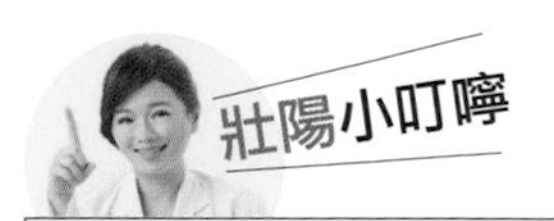

❶ 桑椹是很好的水果，有多種胺基酸，維生素B群、A、C、E都豐富，鐵質、花青素、胡蘿蔔素也很多，並有荷爾蒙前驅物，男生吃補攝護腺，女生吃補子宮。中醫認為桑椹可益腎補肝、強精壯陽、滋陰補血。新鮮桑椹或桑椹醬皆可。

❷ 黑芝麻入腎，有優質油脂可潤澤五臟、烏髮美膚，鈣質豐富可補骨，而且補血益精，並幫助腦部不退化。

❸ 近年來，「腸道健康決定壽命長短」的論點受到支持。優格可幫助身體整理腸道，維持菌叢平衡。

❹ 這道甜品容易準備，很適合當做早餐，天天吃亦無妨。

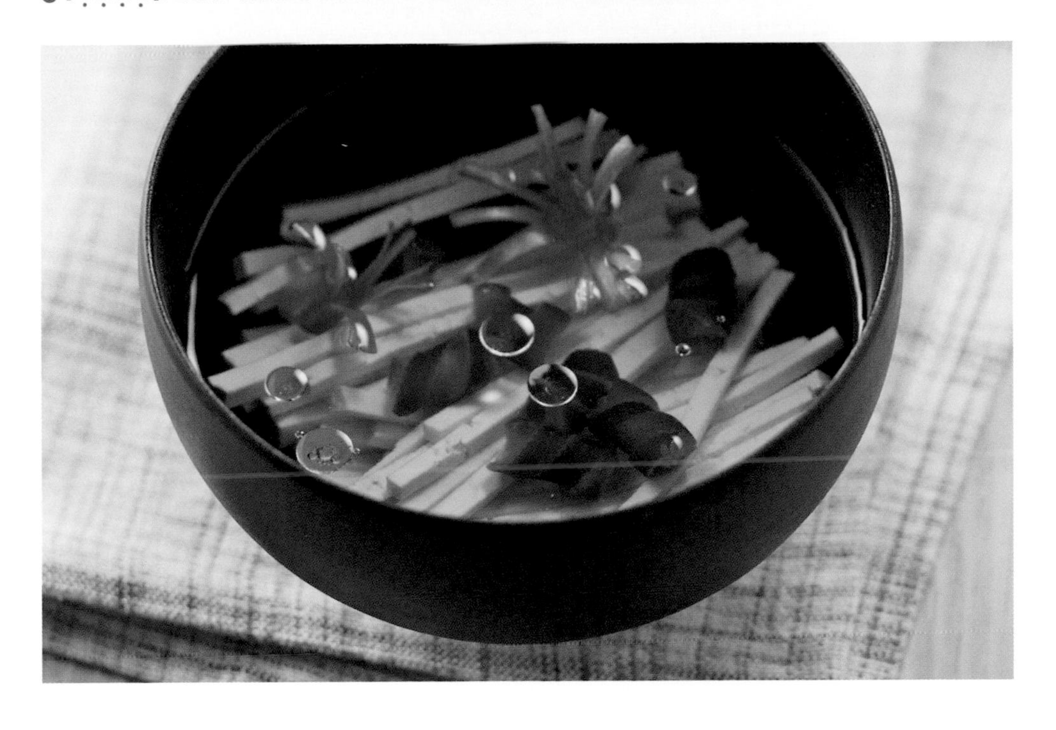

20 豆腐海茸麵

去除青蔥，素食者可食用

食材

傳統豆腐……1塊
海茸……100公克
青蔥……1根

調味

橄欖油……1大匙
鹽……少許

做法

1. 傳統豆腐切成細長條狀。海茸洗淨瀝乾。青蔥洗淨切3公分長。
2. 橄欖油入鍋，放入蔥段爆香，加2碗水，以中火煮沸。
3. 放入豆腐和海茸，改以小火燜煮5分鐘，熄火加鹽調味即可。

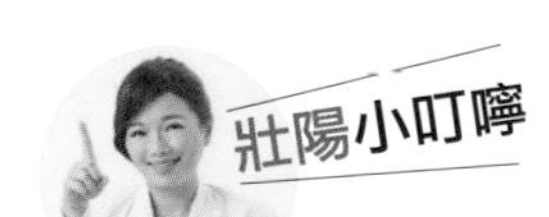

壯陽小叮嚀

❶ 傳統豆腐含有石膏，是涼性食材。海茸如同其他紫菜類食材，都是涼性，且有充足的膳食纖維，能帶來飽足感。這兩種食物一起吃，熱量不高卻能補充蛋白質，更可貴是有安定效果，可以改善遲遲無法高潮和射精的情形。

❷ 延遲射精問題不在虛，而在不順。本道料理食性微涼，可和緩調整男性力，使之趨於平順。特別推薦給開始手淫的小屁孩，建議每週吃1、2次。

❸ 請注意：尿酸過高、痛風正在發作、腎結石患者，不宜吃本道料理！

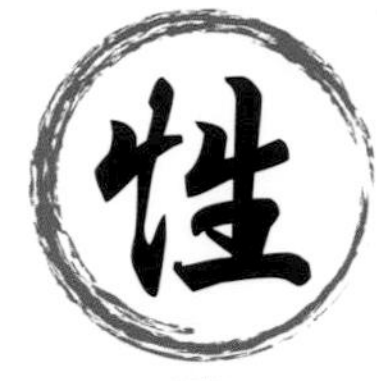

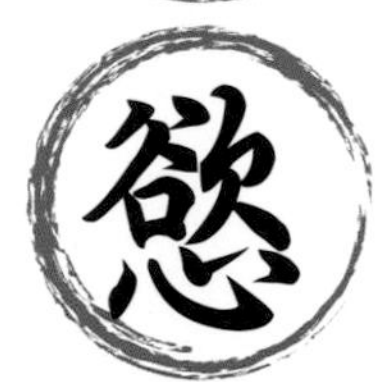

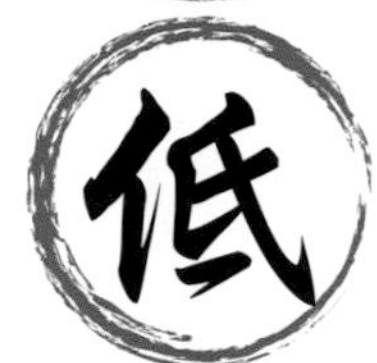

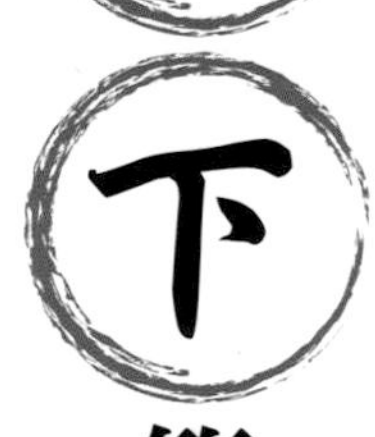

篇

補足固精食材，不再「性事淡淡」！

21 青醬山藥麵

去除大蒜，素食者可食用

食材

九層塔……60公克
松子……40公克
核桃……20公克
大蒜……2瓣
新鮮山藥……200公克

調味

橄欖油……120cc
鹽……1/小匙

做法

1. 所有食材洗淨，瀝乾備用。
2. 九層塔、松子、核桃、大蒜、橄欖油、鹽一起放入果汁機打成泥，即為青醬。
3. 將青醬分為3等分，1份現用，2份存在玻璃密封罐，放入冰箱冷藏，請在7天內食用完畢。
4. 將山藥去皮，以工具刨絲，或切成細絲。
5. 把青醬淋在山藥上，拌勻即可食用。

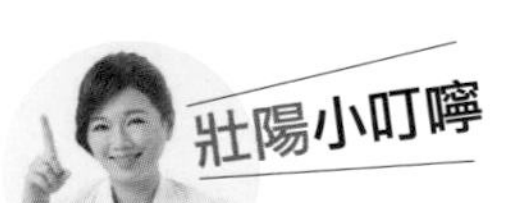

❶ 本道料理以山藥刨絲代替義大利麵，請購買新鮮、接近手臂粗的白山藥最理想。白山藥補脾、肺、腎，其黏液蛋白能保護胃腸，又有壯陽、固精的功效；紫山藥雖漂亮可口，效果卻大不如白山藥。

❷ 松子有鋅和硒，是男性的好零嘴，常吃可輕身不老；核桃補腦、強腎養血，能改善腎虛引起的腰痛腿軟。搭配可助性的九層塔和大蒜，效果立見。

❸ 這是年輕人接受度極高的一道料理，特別推薦給怕中藥味的人，利用食材即能輕鬆達到壯陽效果。本道料理任何體質都能吃，建議每週吃3次；一口氣將3次的青醬做好，放入冰箱冷藏，取用非常方便。

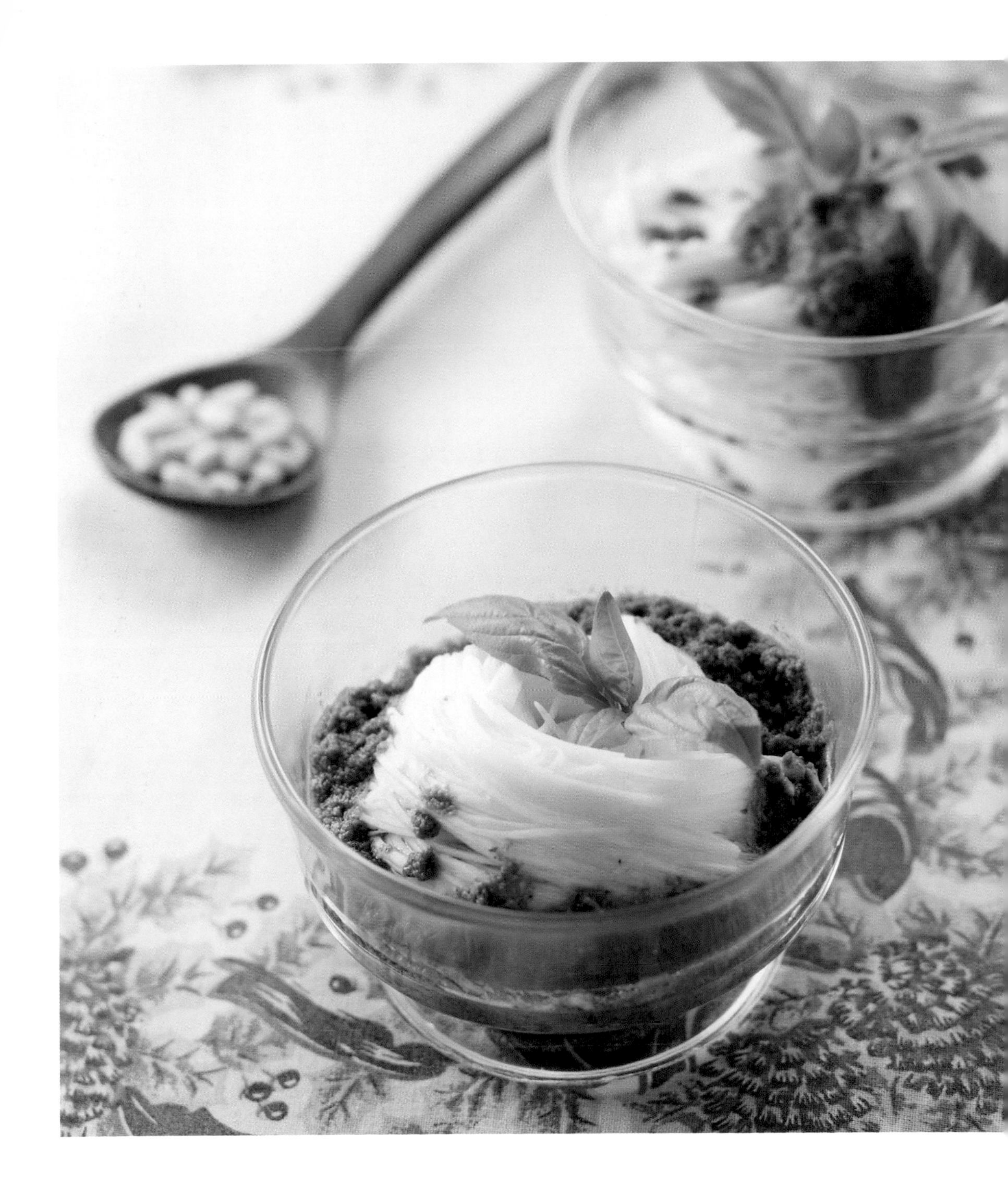

24 大補牛骨湯

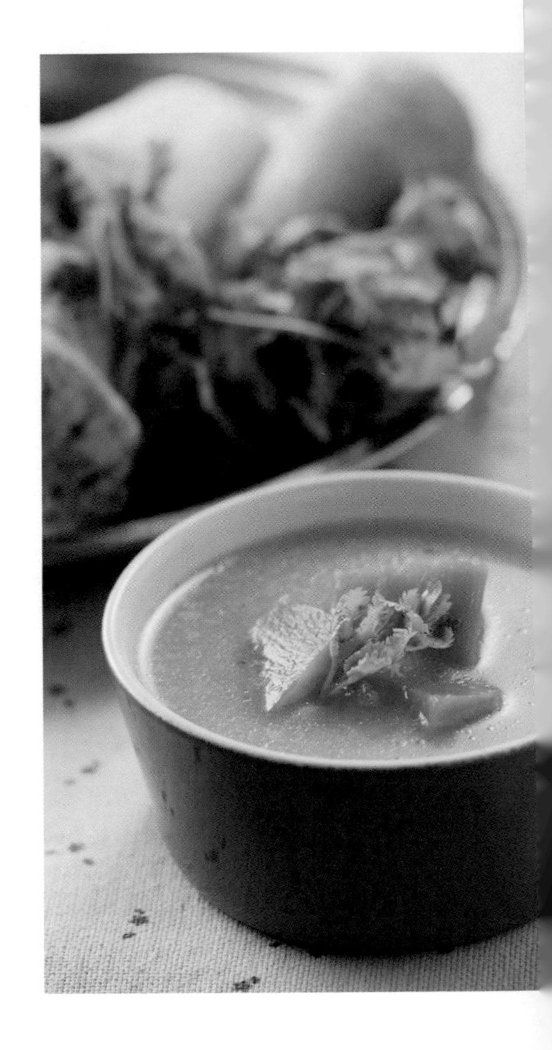

食材

牛骨……1支
胡蘿蔔……1根
香菜……10公克

調味

鹽……少許

做法

1. 買牛骨時可要求剁成塊。準備一鍋煮沸的水，將牛骨入水汆燙，瀝乾。胡蘿蔔洗淨，去皮切塊。香菜洗淨瀝乾，切段備用。
2. 將牛骨放入大型燉盅，加水至8分滿（須超過1公升），加蓋，放入傳統電鍋蒸，外鍋加5杯水。
3. 待開關跳起，湯色乳白，請過濾去除碎骨。待冷，分成4等分，1份現用，3份放入冰箱冷凍保存。
4. 將胡蘿蔔塊放入牛骨湯，大火煮沸轉小火，續煮20分鐘。加鹽調味，撒上香菜，即可食用。

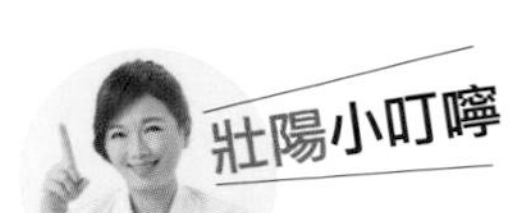

❶ 牛骨燉煮的過程會有碎骨，過濾可確保湯汁純淨安全。怕腥味的人，可在燉牛骨湯時放入薑片，或在食用前撒上胡椒。本道料理的重點是湯，至於牛骨，可吃可不吃。

❷ 牛骨大補元氣，富含膠原蛋白，可幫助造血，又有理想的蛋白質和礦物質，鈣質尤其豐富，是強筋壯骨的好食材。特別推薦給累到無力上床、工作勞心又勞力的男士，建議每週吃2次。

❸ 請注意：尿酸過高、痛風正在發作、高血脂患者，不宜吃本道料理！

25 開竅醒腦漿

素食者可食用

藥材

益智仁 …… 5公克
核桃 …… 10公克
腰果 …… 10公克

食材

糙米 …… 1杯

做法

1. 將糙米洗淨，加1.2杯水，用電子鍋煮熟。待開關跳起，把糙米飯盛出，分成4等分，1份現用，3份待涼放入冰箱冷凍保存。
2. 藥材以清水快速沖洗，瀝乾備用。
3. 將步驟1、2放入果汁機，加300cc熱開水，打成漿即可。

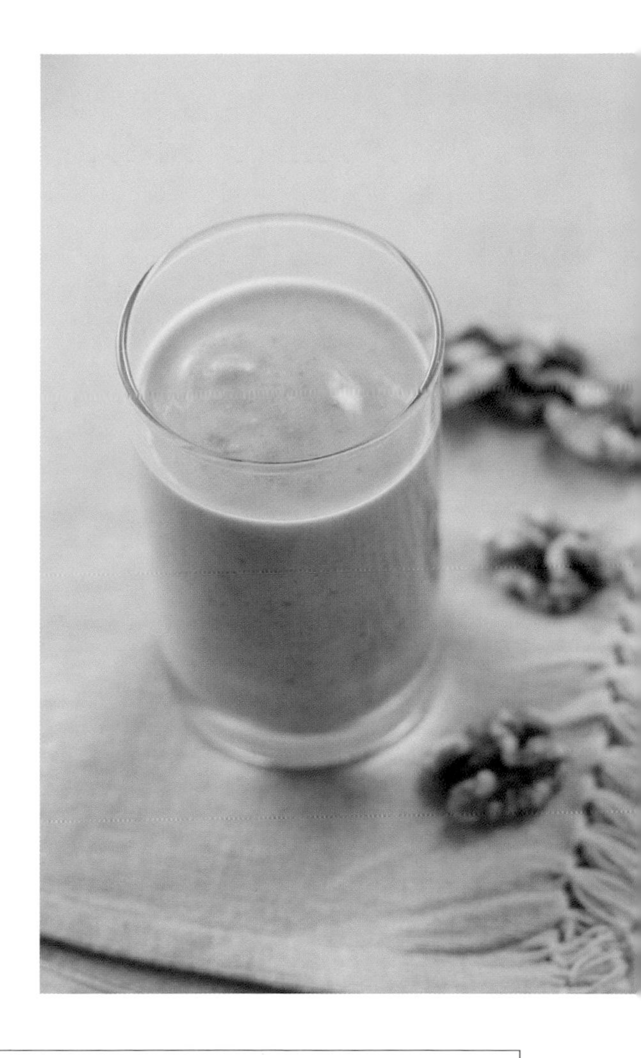

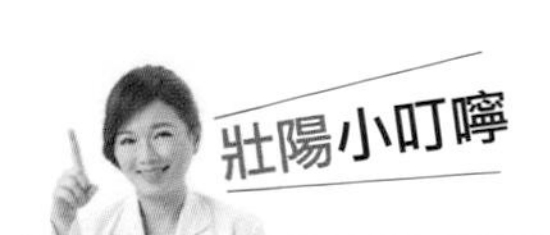

❶ 益智仁可開竅醒腦，讓人白天聰明強健，夜間心緒穩定，同時還能溫脾、補腎、固氣、攝精。核桃是補腎強腰、補腦又補血的溫性食物，還能潤腸通便。腰果開胃、去濕、消腫，又能強筋健骨、抗氧化，預防心血管疾病。

❷ 糙米富含膳食纖維、維生素B群和微量元素，是最健康的米食，對血糖的穩定也有幫助。

❸ 打汁時特地加入熱開水，當早餐飲用，讓一天的開始元氣滿滿。特別推薦給年輕上班族、大量用腦、有點健忘、夜間頻尿、早洩、怕冷的男士，每週至少喝2次。

❹ 請注意：火氣大、長疔瘡、口腔皰疹、牙齦腫痛，以及對堅果過敏的人，不宜喝「開竅醒腦漿」！

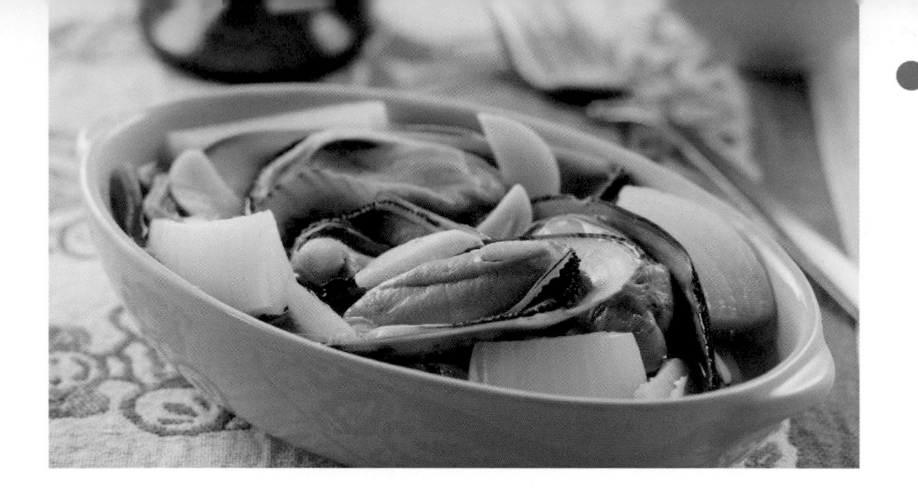

26 淡菜養精大盤菜

食材

淡菜……20顆
洋蔥……1顆
大蒜……5瓣

調味

白酒……100cc
胡椒……少許
鹽……少許
蕎麥麵……適量

做法

1. 將淡菜外殼刷洗乾淨，瀝乾。洋蔥洗淨剝除外皮，切塊狀。大蒜洗淨備用。
2. 將洋蔥放入燉盅鋪底，再放上淡菜、大蒜，淋上白酒和50cc的水，撒上胡椒和鹽。
3. 燉盅加蓋，放入傳統電鍋蒸，外鍋加1杯水。
4. 另起一鍋滾水，放入蕎麥麵，煮熟撈起。
5. 等傳統電鍋開關跳起，將淡菜夾起來排盤，再把蕎麥麵放入燉盅拌勻。吃蕎麥拌麵，配淡菜，並儘量將麵裡的湯汁吃完。

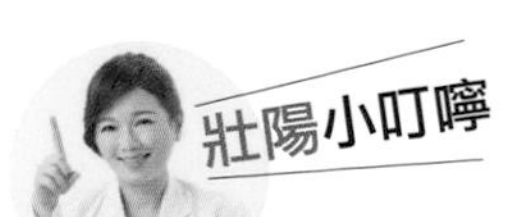

❶ 淡菜就是孔雀蛤，營養價值不輸於蝦蟹、干貝。中醫認為它能補虛勞、益五臟，對男性力有益，特別是精血少的人，多吃淡菜能對精蟲數量和活力加分。

❷ 有些人不喜歡淡菜的味道，白酒、洋蔥、大蒜、胡椒等，既能掩蓋它的腥味，又能助性。配上有利於血糖、血脂的健康蕎麥麵，可將燉出來的湯汁精華完全吃下肚。

❸ 建議每週吃1次。如果打算生寶寶，在另一半排卵期，男士格外該吃。

❹ 請注意：痛風、高血脂患者、對酒精過敏者，不宜吃本道料理！

27 清酒當歸人參蛤蠣

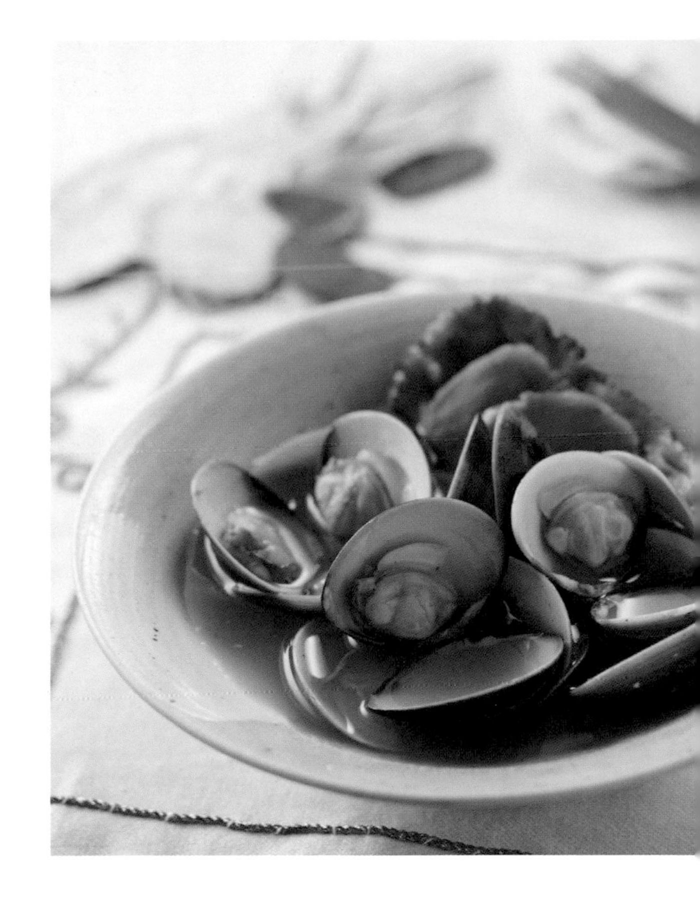

食材

當歸 ······ 1大片
人參 ······ 1片

食材

蛤蠣 ······ 20顆

調味

清酒 ······ 10cc
味醂 ······ 1大匙

做法

1. 蛤蠣完成吐沙後洗淨外殼。當歸撕成小片備用。
2. 將錫箔紙摺成蒸盤（或用鋁盤），將當歸和人參鋪放於底部，再放上蛤蠣，淋上清酒和味醂，然後密封起來。
3. 將錫箔紙放入傳統電鍋蒸，外鍋加2/3杯水。
4. 待開關跳起，夾出蛤蠣食用，並將湯汁倒出喝完。

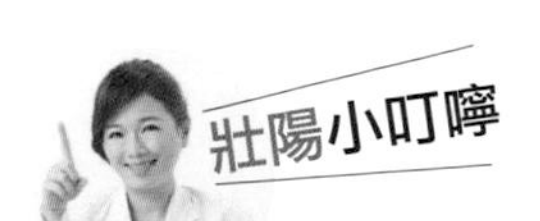

❶ 清酒相當於料理米酒，10cc不多，不會造成身體負擔。蛤蠣有豐富的牛磺酸，中醫認為它能滋陰潤燥、清熱利濕，還能保肝明目。
❷ 當歸補血又活血，人參則能益五臟、大補元氣，兩者皆是溫性補藥。
❸ 推薦給勃起無法持久且精蟲活力不佳的男士，可做為日常養生菜，建議每週吃2次。
❹ 請注意：痛風、高血脂患者、對酒精過敏者，不宜吃本道料理！

30 寄續給力蝦

藥材

桑寄生……10公克
續斷……10公克
當歸……2片
黃耆……10片
枸杞……1大匙
紅棗……6顆

食材

白蝦……7隻
青蔥……2根

調味

紹興酒……100cc

做法

1. 藥材以清水快速沖洗。蝦子洗淨瀝乾。青蔥洗淨切段。
2. 將所有藥材放入個人燉盅，加水200cc（必須完全淹過藥材），加蓋，放入傳統電鍋蒸，外鍋加1杯水。待開關跳起，靜置冷卻，將藥汁濾出備用。
3. 另起一鍋沸水，放入白蝦燙熟，同時加蔥段去腥。待蝦子觸鬚捲起即撈起冷卻。
4. 將冷卻的藥汁和紹興酒倒入大碗，將蝦子浸泡其中，加蓋放入冰箱靜置一夜，隔天食用。

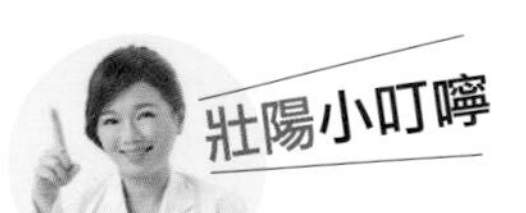

❶ 桑寄生和續斷都是補肝腎的良藥，可強健筋骨、治療腰膝痠痛。桑寄生還能養血、通調血脈、散風濕、抗衰老。續斷則能補傷生血、強化體力。當歸、黃耆、枸杞、紅棗，這些都是增益氣血的常見藥材。

❷ 蝦肉具有高蛋白質、低脂肪的優點，牛磺酸、菸鹼酸、礦物質豐富，其蝦青素（蝦紅素）有超強的抗氧化力，絕對是增進男性力的高級食材，若怕膽固醇過高可不吃蝦頭。

❸ 特別推薦給經常後腰痠痛、無法久坐久站、對行房心有餘而力不足（次數減少或特別疲累），又有精蟲偏少情形的男士。建議每週吃1次。

❹ 請注意：痛風、對蝦或酒精過敏者，不宜吃本道料理！

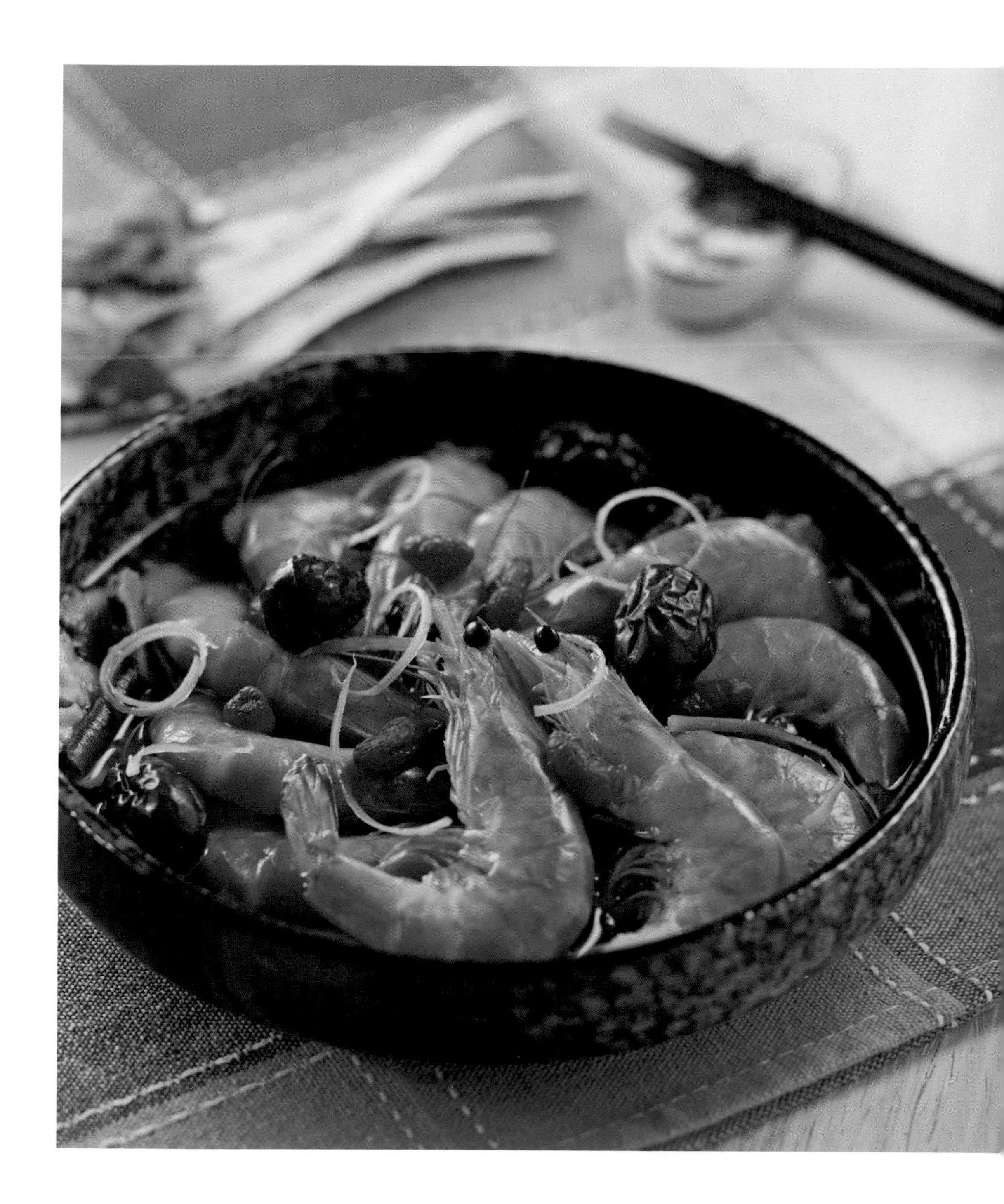

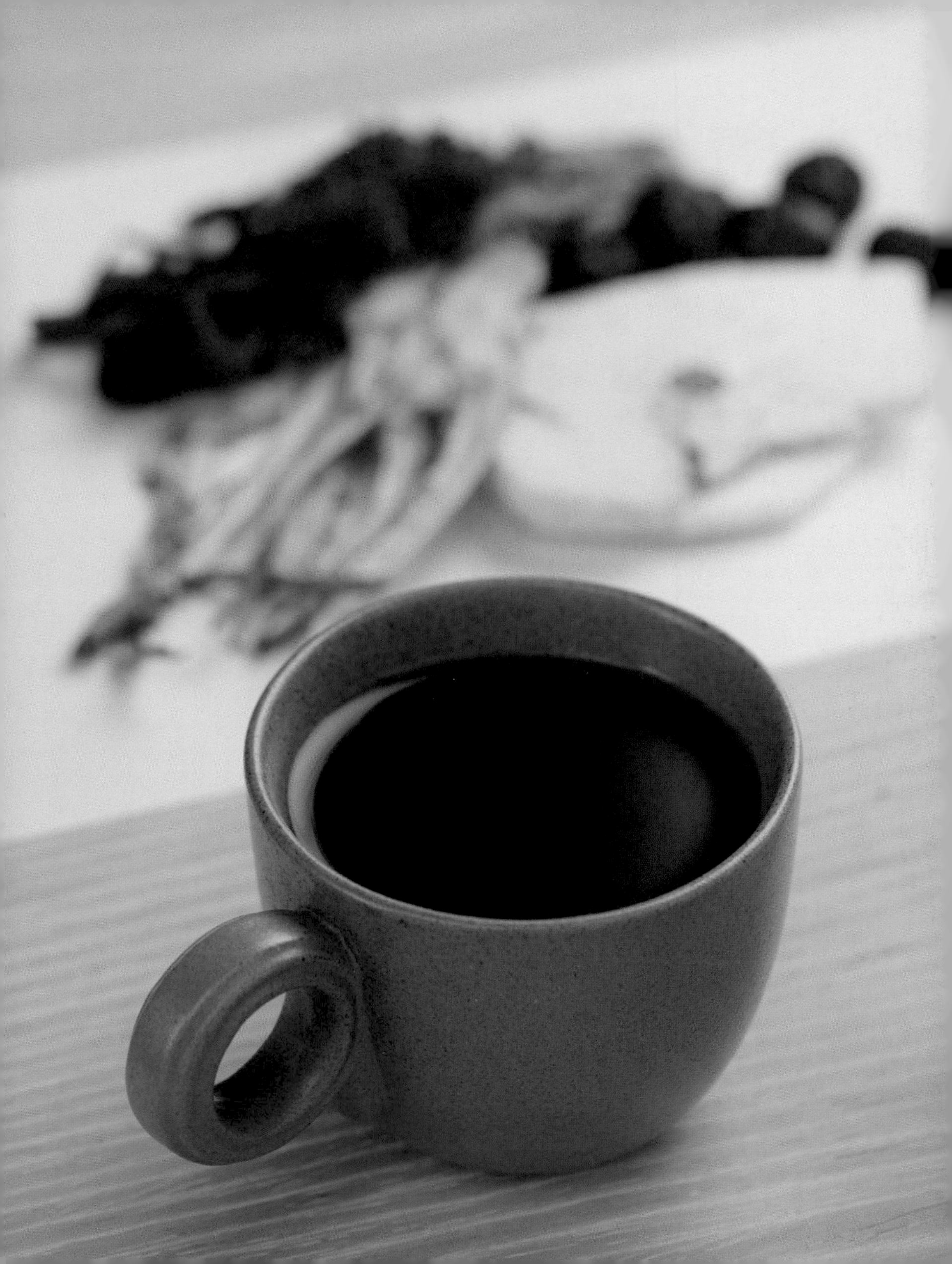

PART 4 養精飲品

不藏私！日常保健的30種壯陽茶飲，天天喝養性又養身！

想要終生擁有良好的男性力，請趁早保養自己！30道簡單易做的冷熱茶飲，天天幫你「疼身體」，出門前將藥材放入燜燒杯，注入滾燙的熱開水，攜帶至辦公室，當做開水天天喝，輕輕鬆鬆達到保健強身的功效，保證男性力UP UP，陽陽得意。

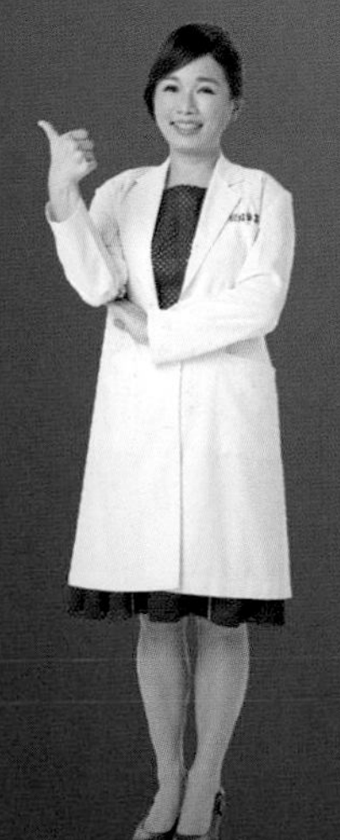

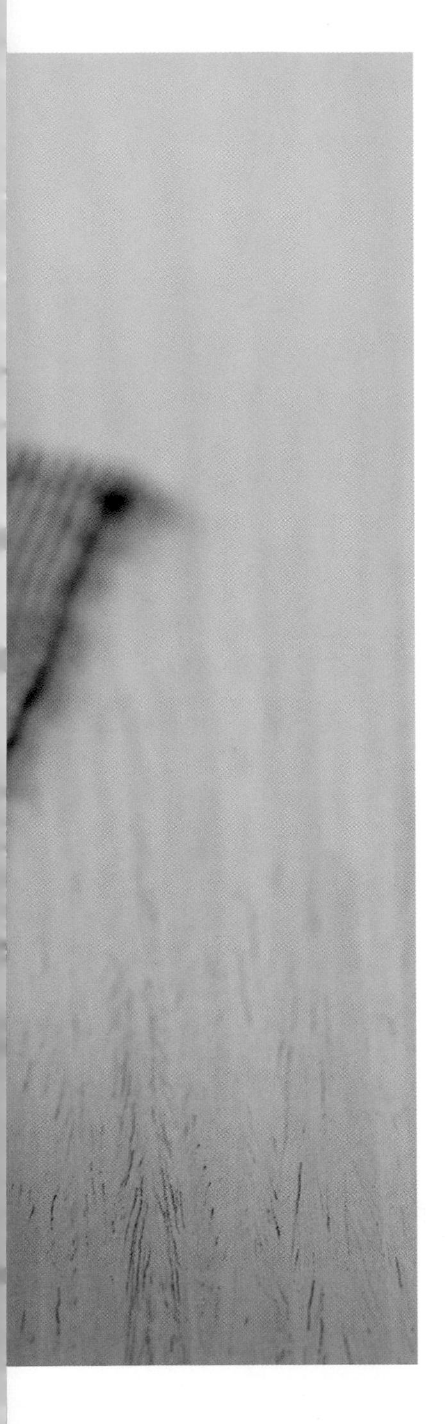

35 龍牡紅玉茶 素食者不可飲用

藥材

龍骨……5公克
牡蠣……5公克

食材

紅玉紅茶包……1個

做法

1. 藥材用清水快速沖洗，加300cc水，大火煮沸轉小火，續煮20分鐘。
2. 準備容量在450cc以上、功能良好的燜燒杯，以滾燙開水預熱後倒掉。
3. 將紅玉紅茶包放入燜燒杯，將滾燙的龍骨牡蠣湯濾出並注入杯中，迅速鎖緊杯蓋，燜30分鐘後即可飲用。

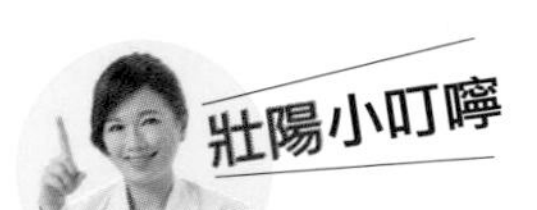

❶ 龍骨是指煅燒過的動物骨粉，其鈣質和礦物質含量很高，藥性方面善於收斂固澀，可治療男性遺精、早洩，對失眠、多夢、神經衰弱也有用。

❷ 牡蠣是指牡蠣殼，同樣能收斂固澀，但屬性微寒，對於遺精、滑精、尿床、多尿有改善之效。

❸ 龍骨牡蠣湯幾乎無味，味覺較敏感的人，只會覺得微鹹微澀，因此用紅茶來掩蓋。紅玉是產自日月潭的紅茶，品種為台茶18號，茶色茶香絲毫不遜於進口紅茶。最重要的是，紅茶可溫腎壯陽，適時適量便不至於影響睡眠。

❹ 建議每週喝3～5次，儘量在上午飲用。

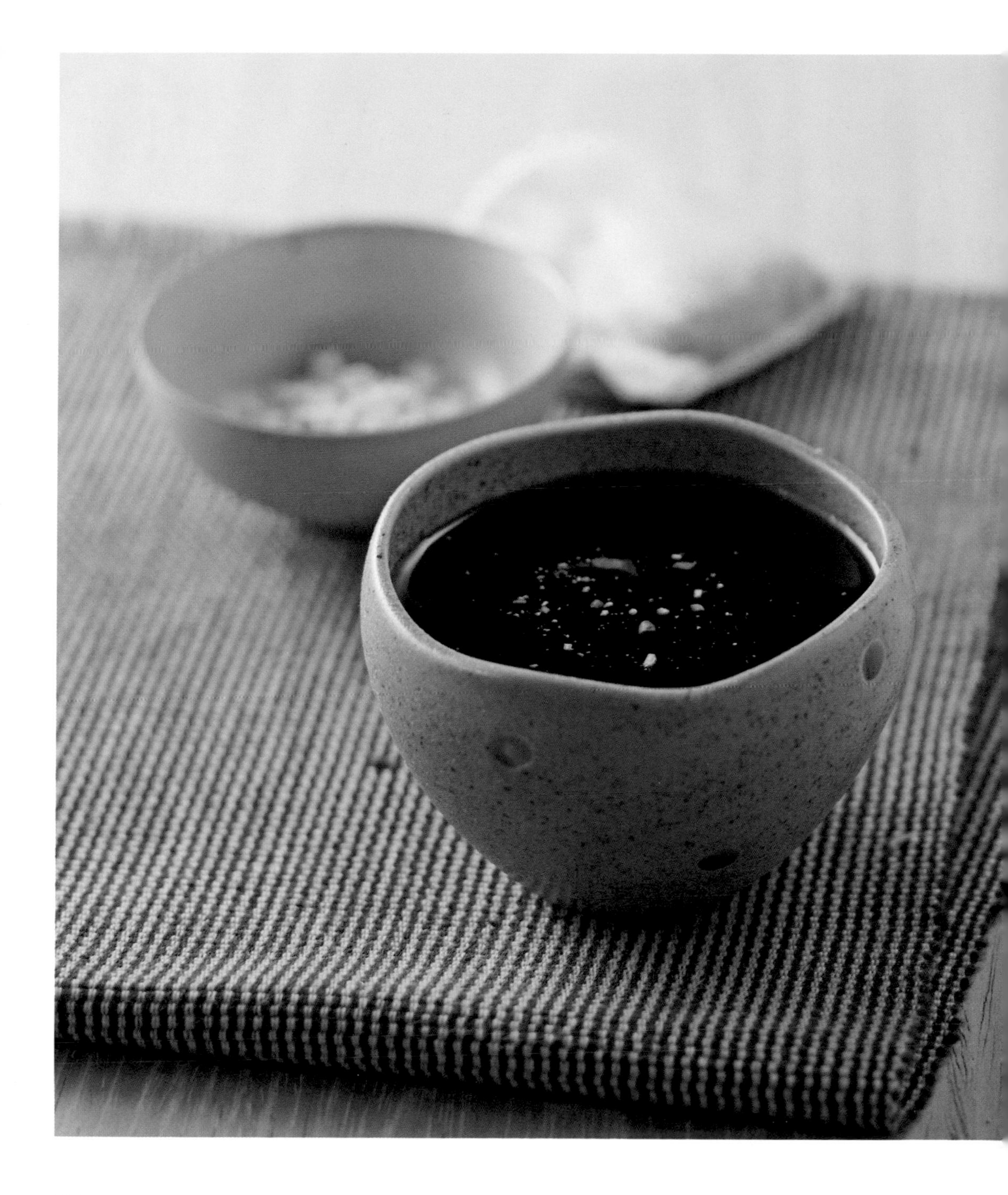

38 舒壓安神茶

做法

1. 藥材以清水快速沖洗，備用。
2. 準備容量在450cc以上、功能良好的燜燒杯，以滾燙開水預熱後倒掉。
3. 將藥材放入燜燒杯，注入300cc的滾燙開水，迅速鎖緊杯蓋，燜30分鐘後即可飲用。

藥材

遠志 ⋯⋯⋯⋯ 5公克
茯神 ⋯⋯⋯⋯ 5公克

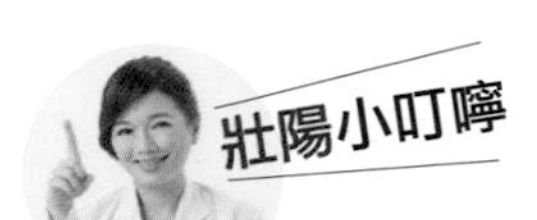

❶ 遠志入心腎，可補氣益志，對情緒壓力引起的肝鬱抑脾、胸悶、食慾不振、頭昏眼花、多夢、睡不安寧、健忘等有改善的作用。《藥鑑》裡更提到，遠志有「和顏悅色、輕身耐老」的功效。

❷ 茯神入心脾，有鎮靜效果，能寧心安神，解除煩躁引起的失眠；和遠志一起使用，效果加乘。

❸ 這道茶飲特別推薦給思慮過多、腦神經衰弱、工作壓力重、長期因睡眠困擾而疲憊不堪、成不了「硬漢」的男士。建議每週喝3～5次，儘量在晚間9點前或睡前1小時喝完，以免頻尿。

❹ 請注意：胃潰瘍患者不宜喝本道茶飲！

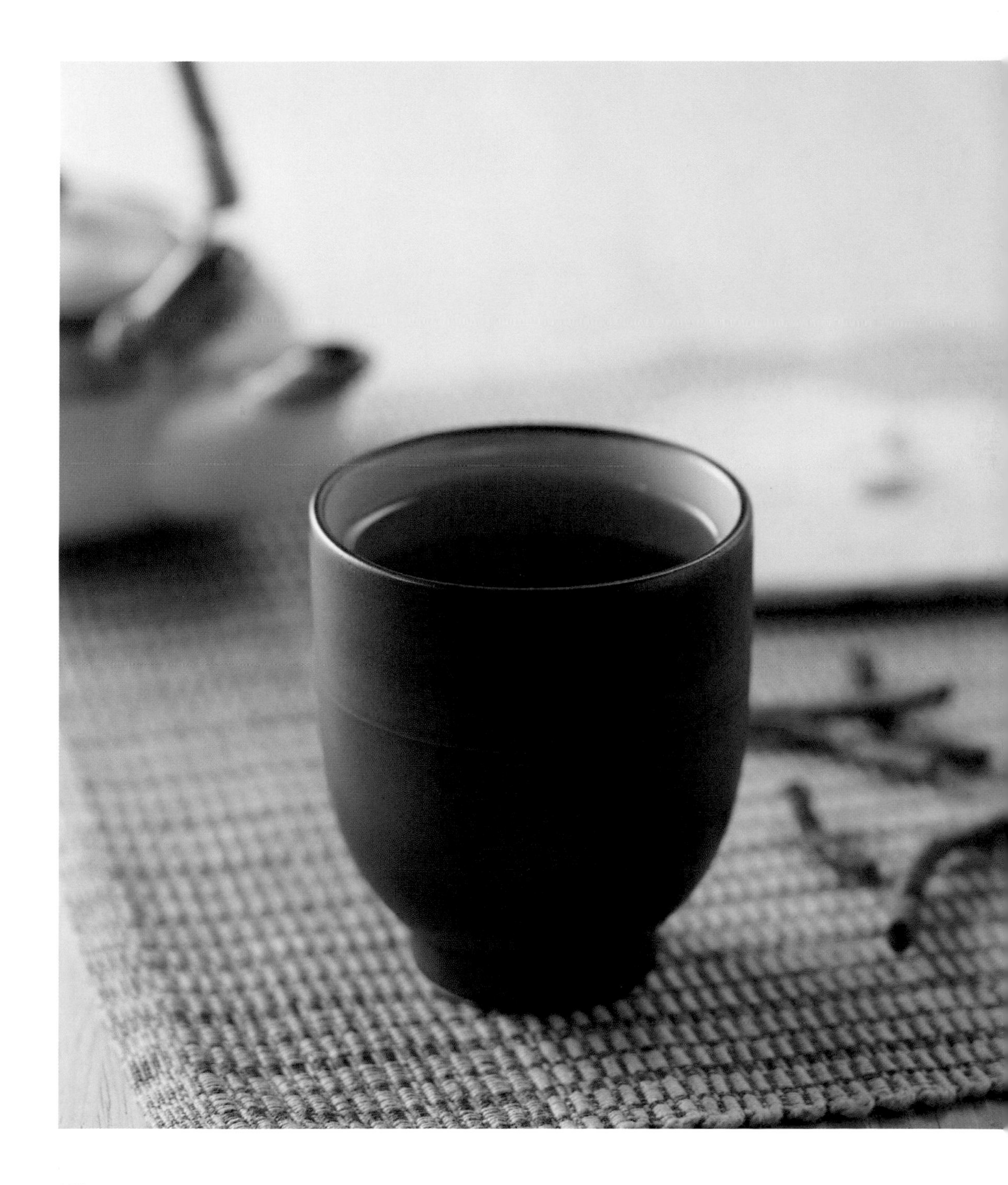

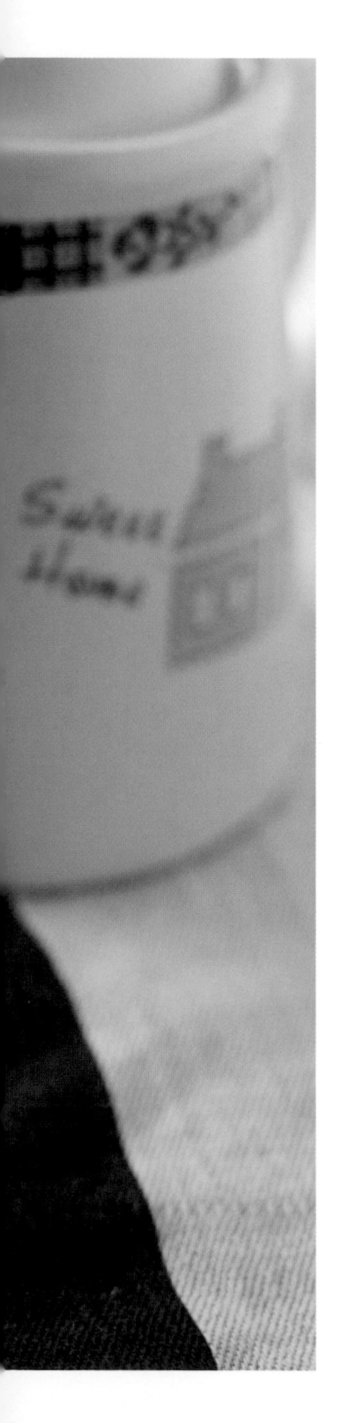

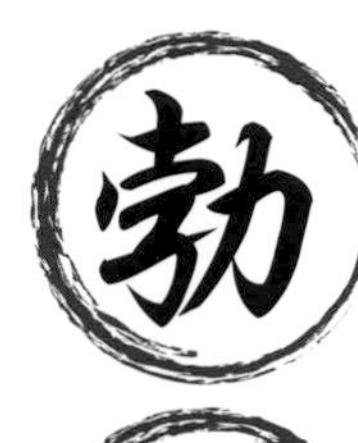

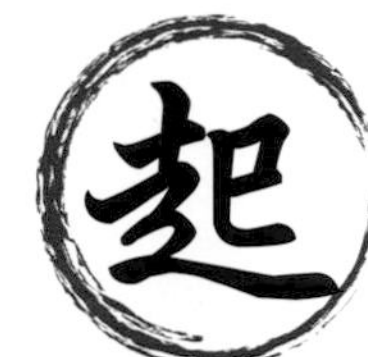

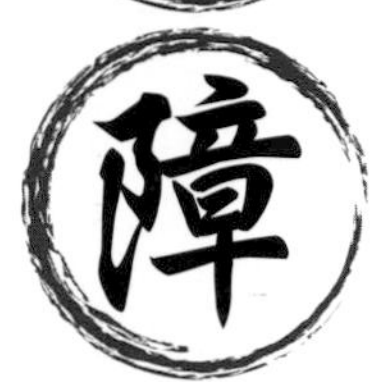

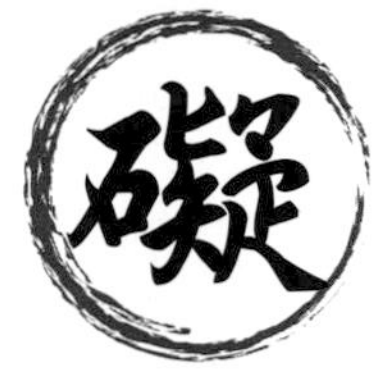

篇

滋陰解燥，再展男性雄風！

41 清心不老茶

藥材

金櫻子……50公克
麥門冬……50公克

做法

1. 藥材以清水快速沖洗，備用。
2. 準備容量在450cc以上、功能良好的燜燒杯，以滾燙開水預熱後倒掉。
3. 將藥材放入燜燒杯，注入300cc的滾燙開水，迅速鎖緊杯蓋，燜30分鐘後即可飲用。

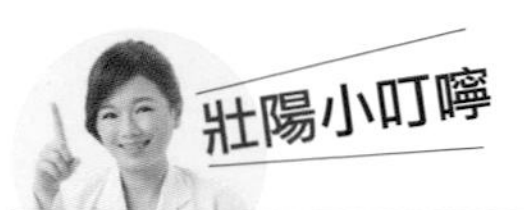

❶ 金櫻子入脾、肺、腎，能收澀、固精氣，常被用來處理從小容易著涼、飲食稍一不慎就腹瀉、夜間夢遺、盜虛汗、流鼻血等問題，可以提升腸胃機能、抗老化。

❷ 麥門冬入心、肺、胃，能養陰潤肺，清心除煩，能改善心神不寧、口乾舌燥。含有皂甙、胺基酸、葡萄糖等，能提高免疫力。

❸ 特別推薦給先天體弱、常感冒、頭暈，後天因應酬喝酒傷及消化道黏膜，經常腹瀉、大便不成形的男士。建議每週喝3～5次，全天皆可飲用。

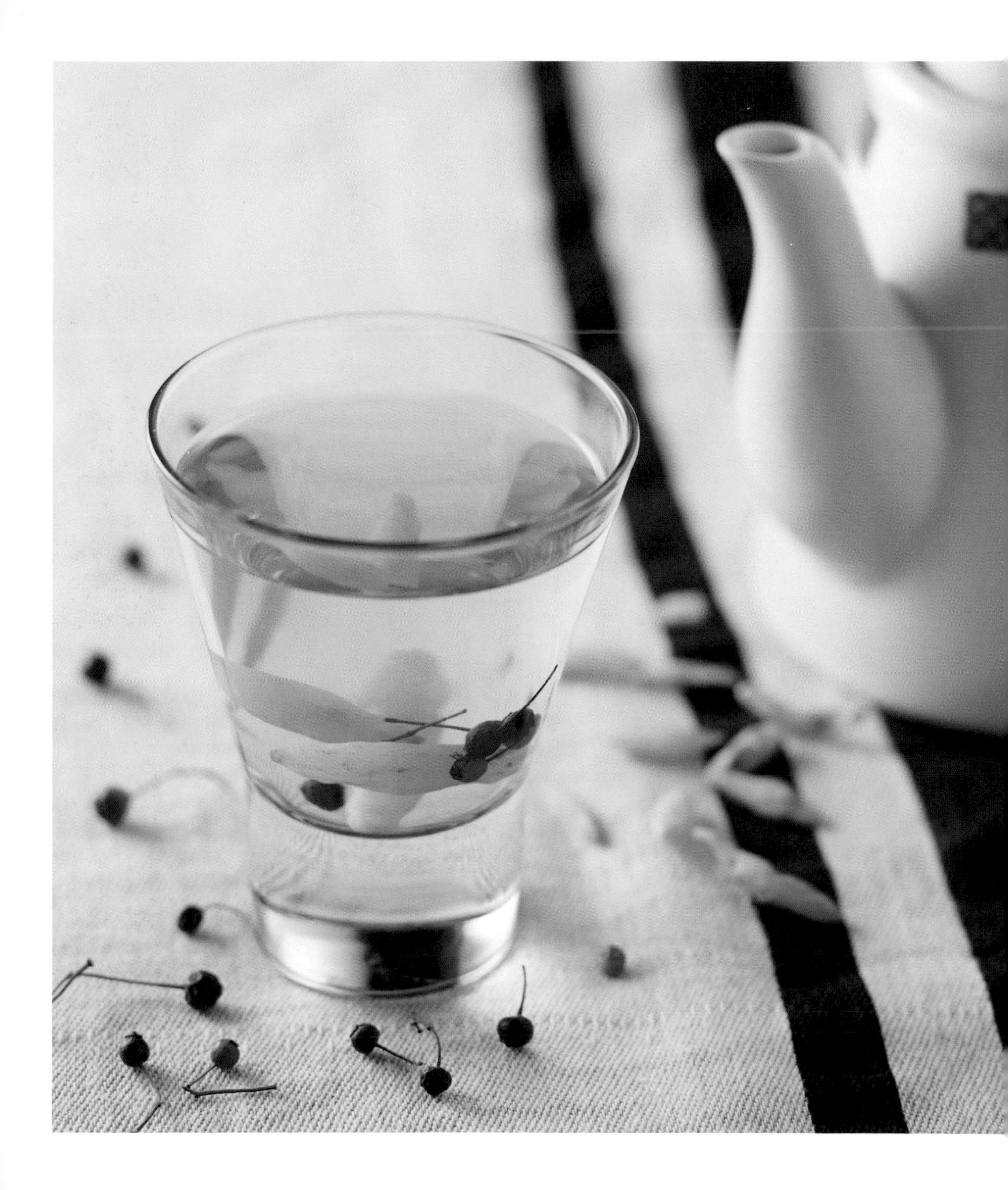

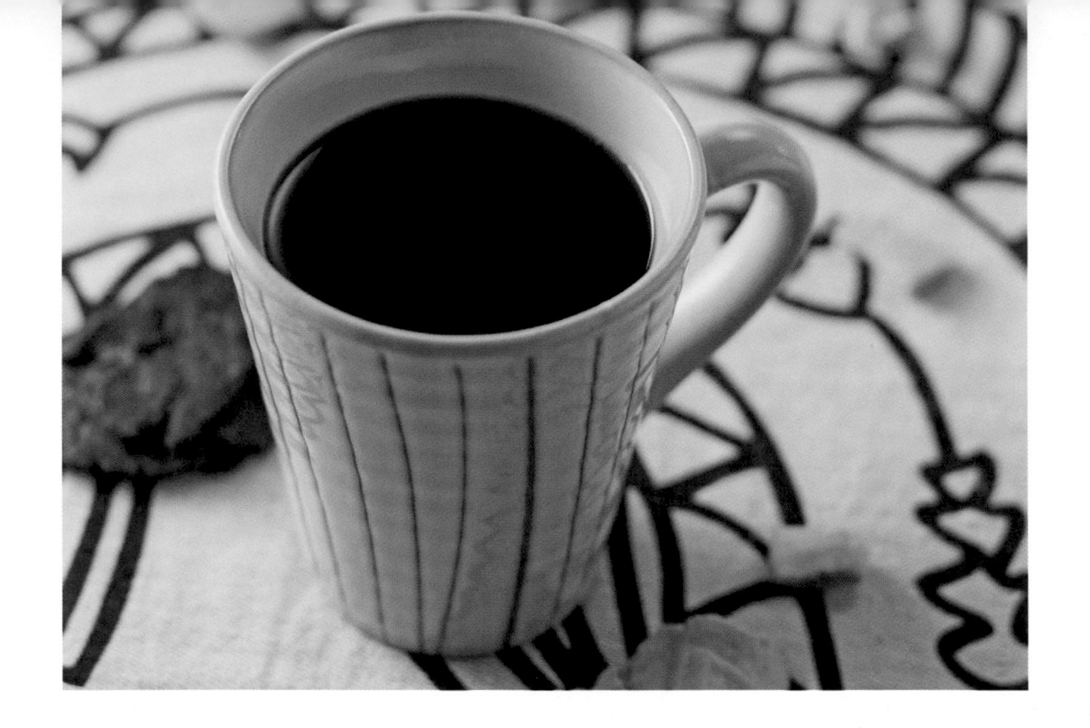

42 滋陰解燥茶 素食者不可飲用

藥材

龜板 ………… 50公克
生地 ………… 50公克

做法

1. 藥材以清水快速沖洗，備用。
2. 準備容量在450cc以上、功能良好的燜燒杯，以滾燙開水預熱後倒掉。
3. 將藥材放入燜燒杯，注入300cc的滾燙開水，迅速鎖緊杯蓋，燜30分鐘後即可飲用。

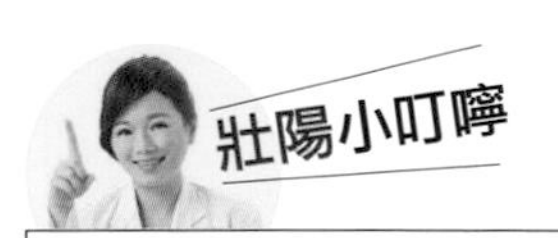

❶ 龜板是指烏龜的腹甲，屬於寒性藥材，含有膠質和礦物質，能滋陰潛陽、益腎健骨、補心養血，提升免疫力。

❷ 生地就是生地黃，也是寒性藥材，能清熱涼血。有些人體質燥熱，經常口乾或手心足心熱，只要工作一疲勞就長口腔疱疹、皮膚毛囊發炎，這時需靠生地來調整。

❸ 特別推薦給虛熱體質、愛吃冰、常牙齦腫，以及長期加班熬夜導致體質生燥的男士，這些人往往有勃起後硬度不夠的困擾，建議每週喝3～5次，全天皆可飲用。生地較滋膩，喝了若覺得不舒服，可在燜燒杯裡加一小撮炒過的糙米。炒糙米的做法，請參考早洩篇的「滋腎糙米茶」。

❹ 請注意：容易腹瀉、手腳冰冷的人不宜常喝，每週至多1次就好。

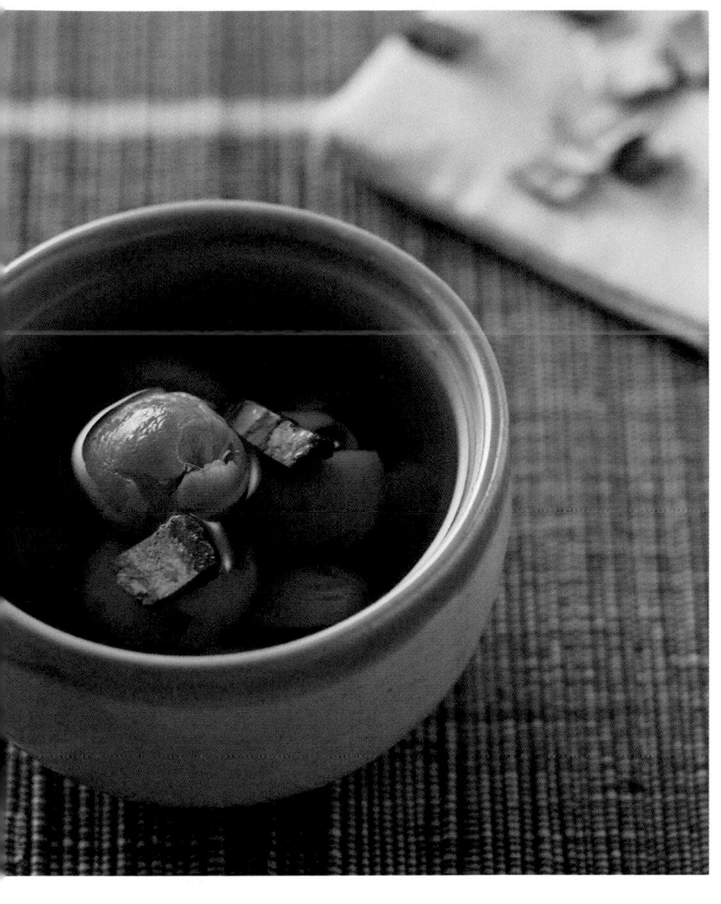

43 食睡兩安茶

藥材

龍眼肉……10公克
合歡皮……5公克

做法

1. 龍眼肉剝散。合歡皮以清水快速沖洗，備用。
2. 準備容量在450cc以上、功能良好的燜燒杯，以滾燙開水預熱後倒掉。
3. 將藥材放入燜燒杯，注入300cc的滾燙開水，迅速鎖緊杯蓋，燜30分鐘後即可飲用。

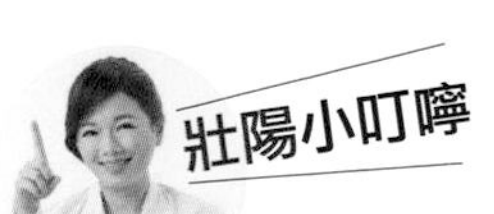

❶ 龍眼肉能除蟲去毒、提振食慾，《藥性解》說它主補血氣，可以「養肌肉，益虛羸，美顏色，除健忘，治怔忡，增智慧，明耳目」。乾吃龍眼肉會上火，泡水後則變溫和。

❷ 合歡皮能驅蟲抗菌，還能改善憂鬱、心神不寧和失眠，但孕婦不可使用。《神農本草經》說它能「安五臟，和心志，令人歡樂無憂」。

❸ 思慮過度會傷心脾，這道茶飲正好補心脾，特別推薦給因經濟不景氣而飽受壓力的金融界菁英，以及自律神經失調的男士。建議每週喝3～5次，全天皆可飲用。

❹ 請注意：咽喉發炎、感冒發燒、牙齦腫痛、有開放性傷口的患者，不宜喝本道茶飲！

44 祛傷解鬱茶

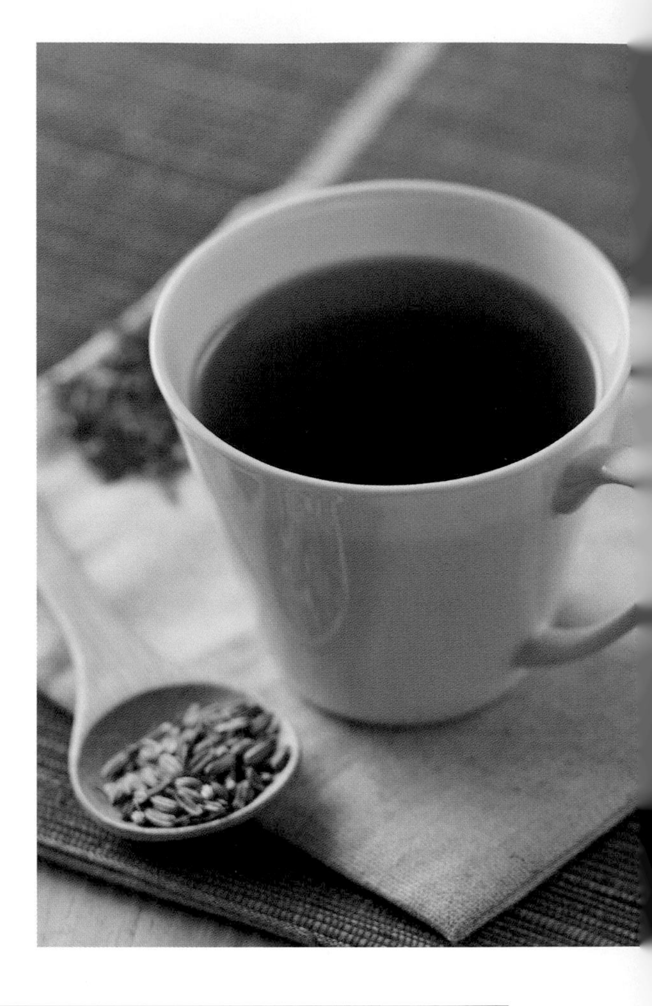

藥材

小茴香……5公克
紅花……5公克

做法

1. 藥材以清水快速沖洗，備用。
2. 準備容量在450cc以上、功能良好的燜燒杯，以滾燙開水預熱後倒掉。
3. 將藥材放入燜燒杯，注入300cc的滾燙開水，迅速鎖緊杯蓋，燜30分鐘後即可飲用。

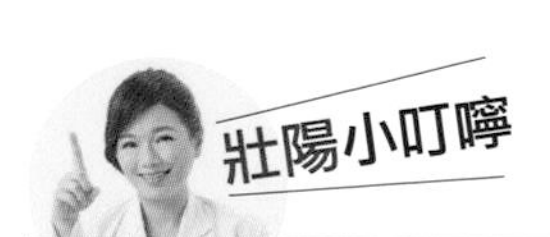

❶ 小茴香是香料也是藥材，能溫中、散寒、止痛，是消化道保健用藥，還能溫腎壯陽，改善陽痿。

❷ 紅花會竄氣行氣、活血通經，對祛瘀止痛特別有效，但劑量必須謹慎，以免引起出血不止。女性在經期、懷孕、產後都不宜使用。

❸ 運動傷害不可等閒視之，尤其是傷到軀幹時，容易疏忽而未治療到痊癒。運動受到內傷後，常出現胸悶、乾咳、容易疲倦、關節痛等症狀，若未能及時治癒，又常吃冰、喝冷飲，長大後容易演變成勃起障礙，有時更因沖冷水而引發心肌梗塞。建議每週喝2次，全天皆可飲用。

❹ 請注意：30歲以下、體型瘦弱、有出血性疾病和潰瘍患者，不宜喝本道茶飲！

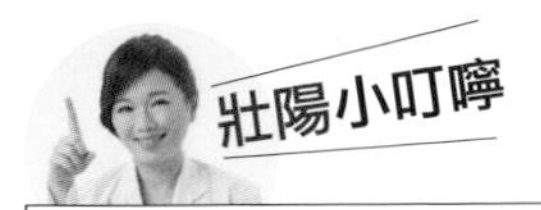

❶ 車前子入膀胱、脾、腎，可利尿、緩瀉、固精竅，直接強化精蟲的活力和數量，還能抗老化。

❷ 黃柏入腎和膀胱，其地位和人參相當，前者是大寒大補，後者是大熱大補。黃柏可清熱、燥濕、瀉火，但不建議久服，以免傷及胃氣；而脾胃虛寒、常腹瀉之人不宜。

❸ 這道茶飲直接對症，可提高性功能和生育力，特別推薦給口臭、大便黏膩，且精蟲檢查無論形態、數量、活力皆正常，卻始終無法讓太太受孕的男士。建議每週喝2次，全天皆可飲用；計畫行房的日子，可在晚餐後至睡前1小時喝完。

❹ 請注意：腹部寒涼、手腳冰冷、晨起容易鼻過敏者，建議將黃柏換成較溫和的黨參，劑量同為5公克，每週喝2次即可。

45 早生貴子茶

藥材

車前子……5公克
黃柏……5公克

做法

1. 藥材以清水快速沖洗，備用。
2. 準備容量在450cc以上、功能良好的燜燒杯，以滾燙開水預熱後倒掉。
3. 將藥材放入燜燒杯，注入300cc的滾燙開水，迅速鎖緊杯蓋，燜30分鐘後即可飲用。

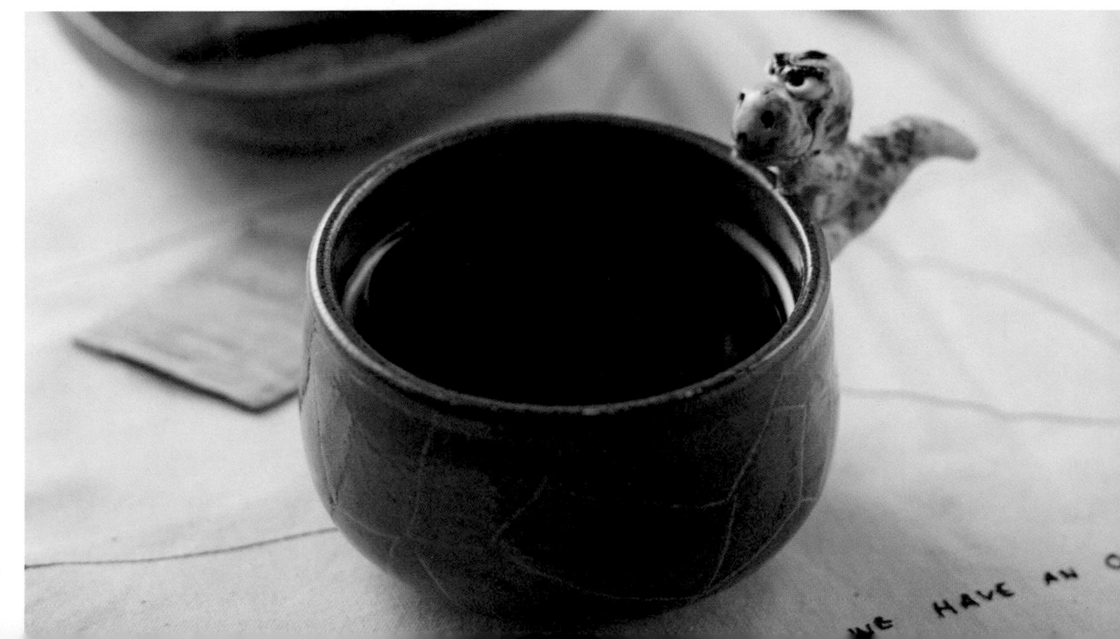

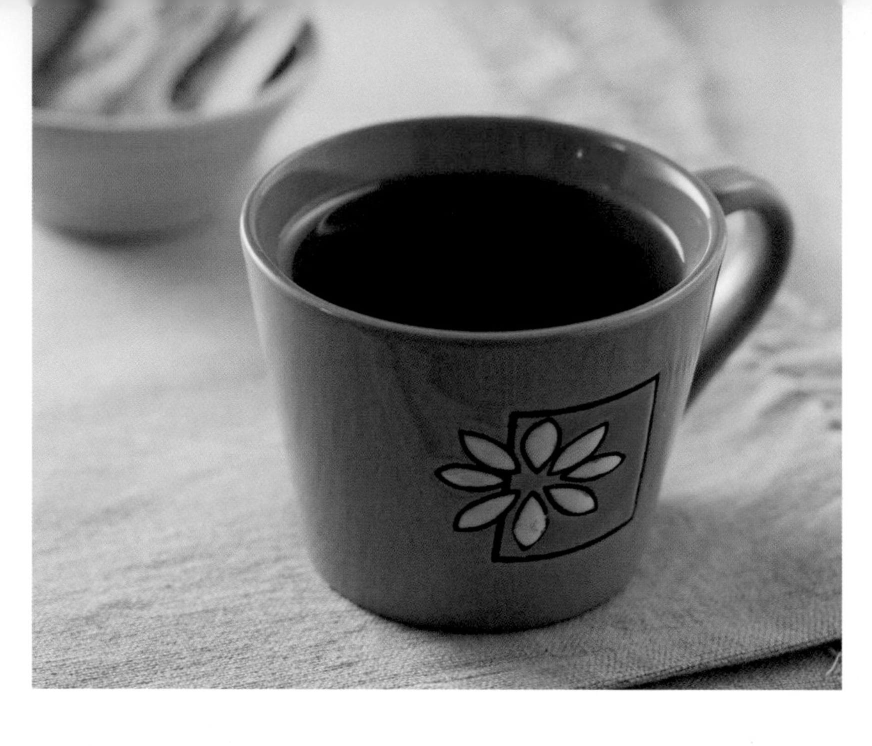

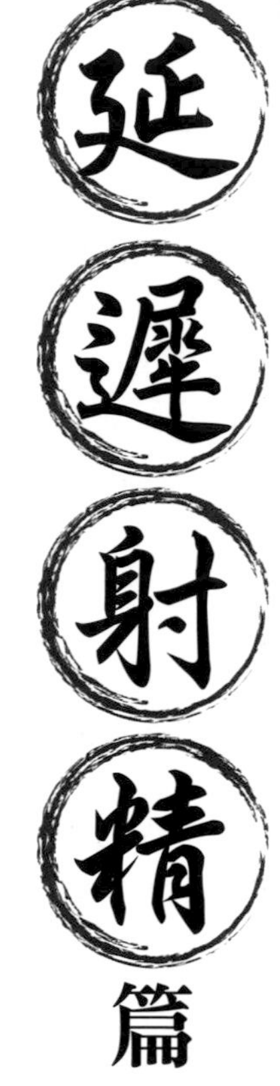

46 滋陰降火茶

藥材

知母……………………5公克
黃柏……………………5公克

做法

1. 藥材以清水快速沖洗，備用。
2. 準備容量在450cc以上、功能良好的燜燒杯，以滾燙開水預熱後倒掉。
3. 將藥材放入燜燒杯，注入300cc的滾燙開水，迅速鎖緊杯蓋，燜30分鐘後即可飲用。

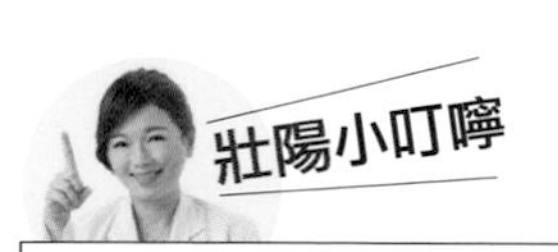

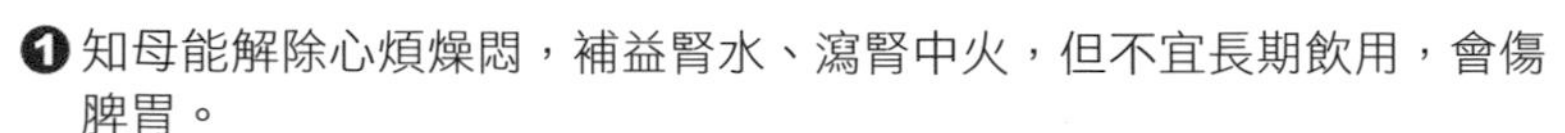

❶ 知母能解除心煩燥悶，補益腎水、瀉腎中火，但不宜長期飲用，會傷脾胃。

❷ 黃柏寒涼而補，可以解毒，並退腎火、瀉虛熱。

❸ 延遲射精好發於30～40歲階段，多數是陰精虧損，須設法滋陰降火。本道茶飲適合脾氣暴躁、經常生氣，以及青少年時期手淫過度，成年後時而夢遺或不舉，時而遲遲射不出的男士。建議每週喝3次，全天皆可飲用。

❹ 請注意：本道茶飲不宜久服，延遲射精的狀況一改善，請停止飲用。

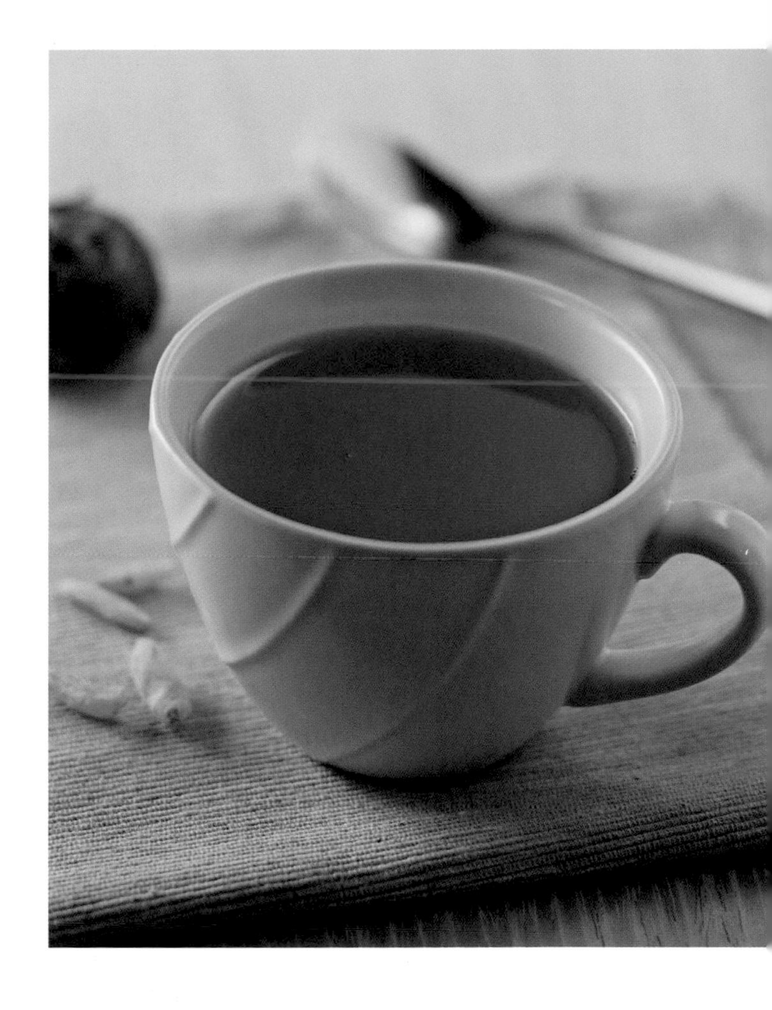

47 清熱潤肺茶

藥材

荸薺……3顆
麥門冬……5公克

做法

1. 荸薺以刀背拍碎。麥門冬以清水快速沖洗。
2. 準備容量在450cc以上、功能良好的燜燒杯，以滾燙開水預熱後倒掉。
3. 將藥材放入燜燒杯，注入300cc的滾燙開水，迅速鎖緊杯蓋，燜30分鐘後即可飲用。

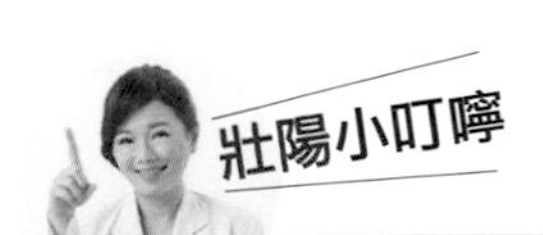

❶ 荸薺俗稱為「馬蹄」，是藥材也是食材，藥性微涼，能夠清新降火、補中瀉熱，改善消化不良。

❷ 麥門冬藥性微涼，可瀉熱除煩、養陰潤肺、養胃清心，益五臟之氣。

❸ 有些男士性功能原本正常，但因酒色過度、長期熬夜、喜食肥甘厚味，導致身體變得濕熱，毒素無法排出，慢慢就出現性愛遲遲無法射精的問題。這道茶飲特別適合台灣氣候，春夏秋皆宜，特別推薦給喜歡吃燒酒雞、薑母鴨、羊肉爐的男士。建議每週喝2次，儘量在上午飲用；在打算行房的當天，改在晚間7點前喝完。

48 黑豆甘草茶

藥材

黑豆 ………………………… 5公克
甘草 ………………………… 5公克

做法

1. 藥材以清水快速沖洗，備用。
2. 準備容量在450cc以上、功能良好的燜燒杯，以滾燙開水預熱後倒掉。
3. 將藥材放入燜燒杯，注入300cc的滾燙開水，迅速鎖緊杯蓋，燜30分鐘後即可飲用。

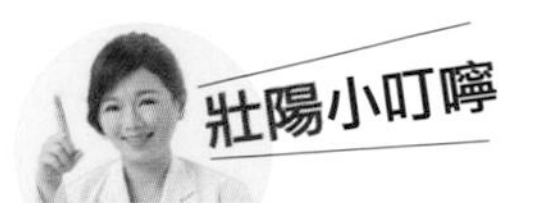

❶ 黑豆入腎益脾，可利水下氣、活血解毒、散熱袪風。含有卵磷脂、胺基酸、皂甙等成分，可抗氧化、預防老化，提升免疫力。

❷ 甘草有「國老」之稱，看似不重要，卻不能沒有它，能讓所有藥材和諧。甘草清熱解毒、補脾益氣、鎮咳潤肺，它的甘草酸能降血脂，預防動脈硬化。

❸ 本道茶飲適合上班族、3C產品中毒者、外表看起來很壯其實外強中乾、經常口乾口苦的男士，多喝可抗輻射，避免傷害性功能。建議每週喝3～5次，全天皆可飲用。

❹ 請注意：本道茶飲任何人都能喝，如果覺得最近常口乾舌燥，請減少次數，每週至多2次就好。

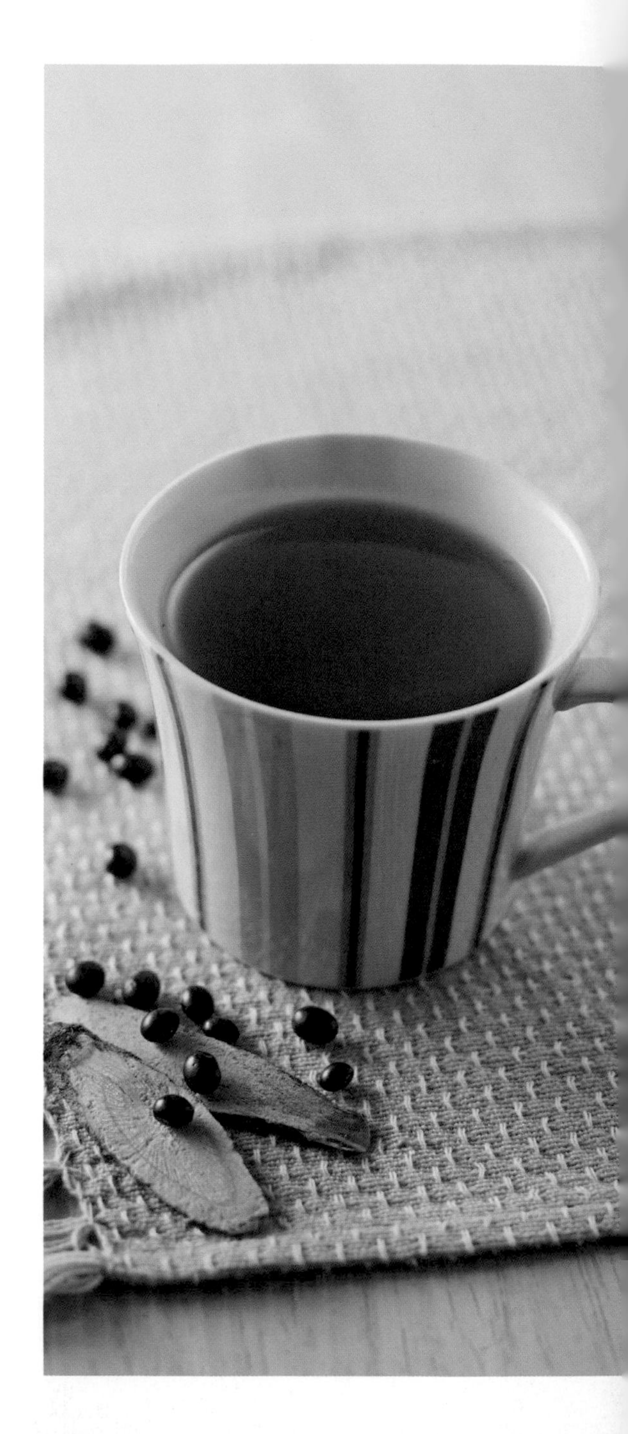

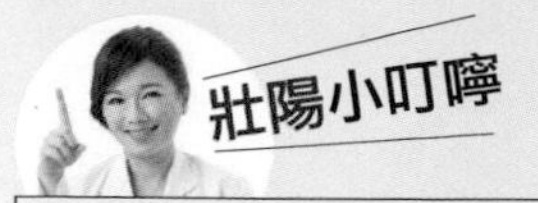

❶ 百合能潤肺清熱、清心安神。建議到超市購買新鮮百合來製作這道茶飲，若買不到，則至中藥房買乾燥百合，清洗後浸泡一晚，隔天再使用。

❷ 小米必須蒸熟再加水打漿，其營養價值雖非最高，卻最容易消化吸收，老幼病弱都能受補。

❸ 特別推薦給身體虛弱、腸胃不佳、晨起食慾不振的男士，適合當做早餐，即使天天喝也很OK。

49 百合小米漿

藥材

新鮮百合 ………… 30公克

食材

小米 ………… 1杯

做法

1. 小米就是粟米。將小米洗淨，加1杯水，用電子鍋煮熟。待開關跳起，把小米飯盛出，分成4等份，1份現用，3份待涼放入冰箱冷凍保存。
2. 準備一鍋煮沸的水，將百合入水汆燙，瀝乾。
3. 將步驟1、2放入果汁機，加300cc熱開水，打成漿即可。

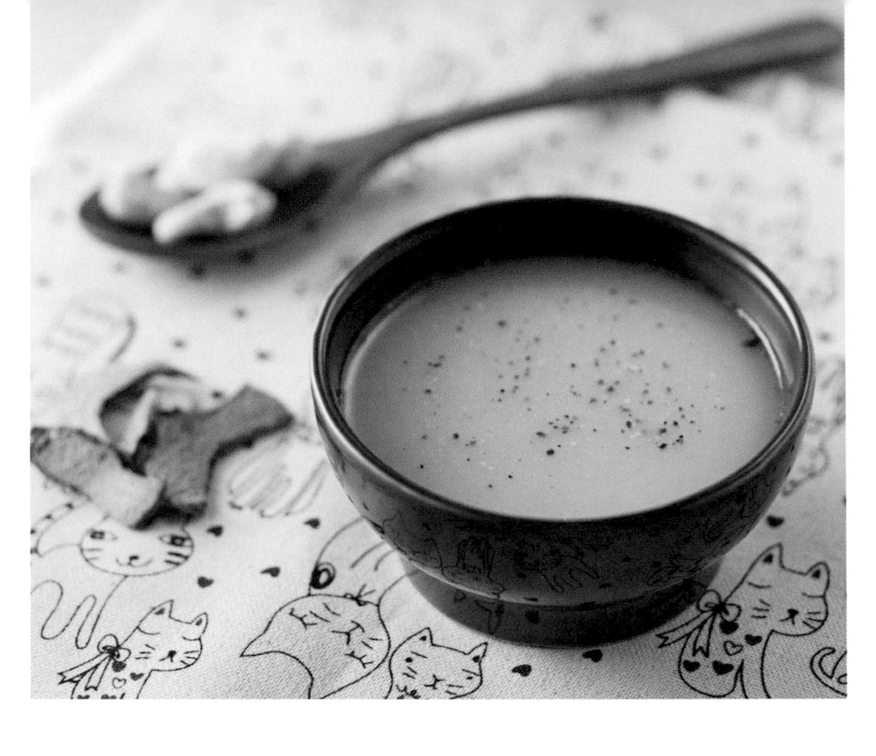

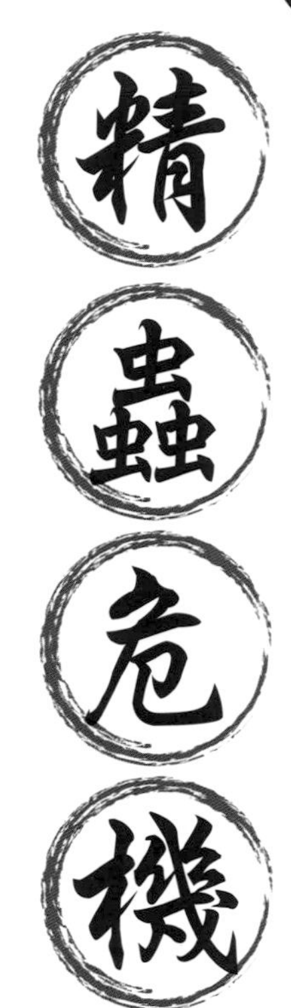

56 固腰精力湯

藥材

高良薑……5公克
腰果……5枚

做法

1. 藥材以清水快速沖洗，備用。
2. 將藥材和腰果放入果汁機，加300cc冷開水，打成汁即可。

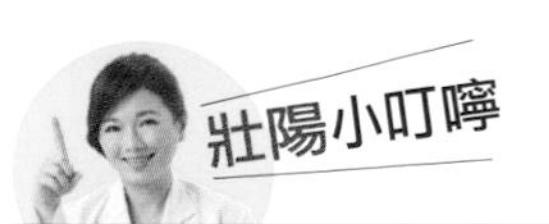

❶ 高良薑是熱性藥材，可修復脾胃、散寒止痛，對改善腰痠、疲勞很有效果。

❷ 腰果補腎，其熱量不低，但營養價值更高。有豐富的維生素A、D、E及不飽和脂肪酸，提高身體機能和抗病力，增進性慾、降低血壓，並潤腸通便。

❸ 有些男士因節食不當或運動過度，導致精蟲數量和體脂肪急遽下降，喝這道精力湯能予以改善，而且喝了健康強壯不會胖。建議每週喝3～5次，全天皆可飲用。

❹ 請注意：腹瀉、對腰果過敏的人不宜喝本道茶飲！體虛又上火者，可加點蜂蜜來緩和，每週至多喝2次就好。

57 素食者不可飲用
補陽活血茶

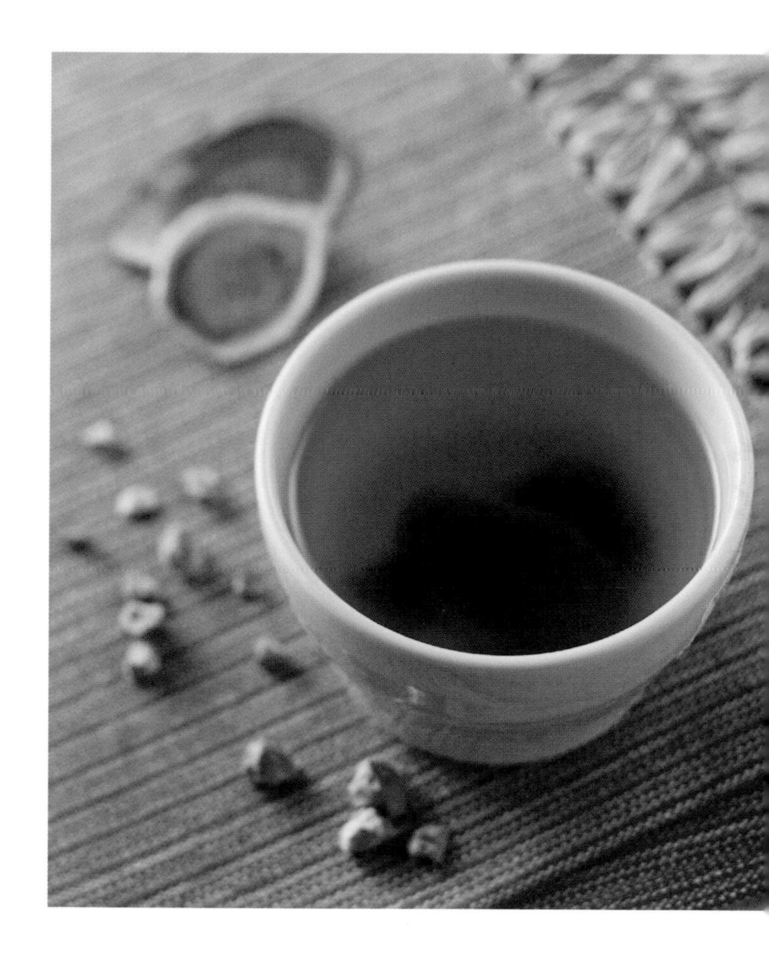

藥材

鹿茸……3片
川七……5公克

做法

1. 藥材以清水快速沖洗，備用。
2. 準備容量在450cc以上、功能良好的燜燒杯，以滾燙開水預熱後倒掉。
3. 將藥材放入燜燒杯，注入300cc的滾燙開水，迅速鎖緊杯蓋，燜30分鐘後即可飲用。

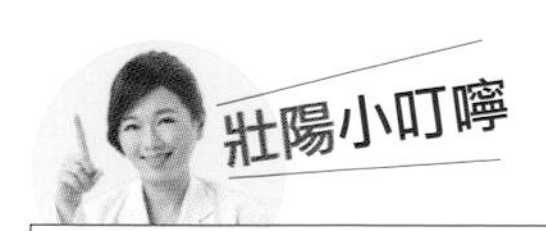

❶ 台灣每年3～8月可採收鹿茸，本身含有雄性荷爾蒙和性激素，可壯陽、益精血，治療精血虛虧時，常會用到它。

❷ 此處的川七是指傷科用藥，而非蔬菜。川七又稱為「田七」或「三七」，和人參、刺五加都隸屬於五加科。川七能通脈、行氣、活血、散瘀，達到消腫定痛的目的。《本草綱目拾遺》記載，人參補氣第一，三七補血第一，都是最珍貴的中藥材。

❸ 川七的通竄力很強，能帶著鹿茸直達病所，有效地改善病況。這道茶飲推薦給35歲以上的男士（35歲以下建議用食療替代），常感覺疲倦、工作效率不彰、白天注意力不集中、夜間睡不安穩的男士。建議每週喝1次，儘量在上午飲用；計畫行房的日子，可在晚餐後至睡前1小時喝完。

❹ 請注意：發炎、上火、發燒的患者，不宜喝本道茶飲！

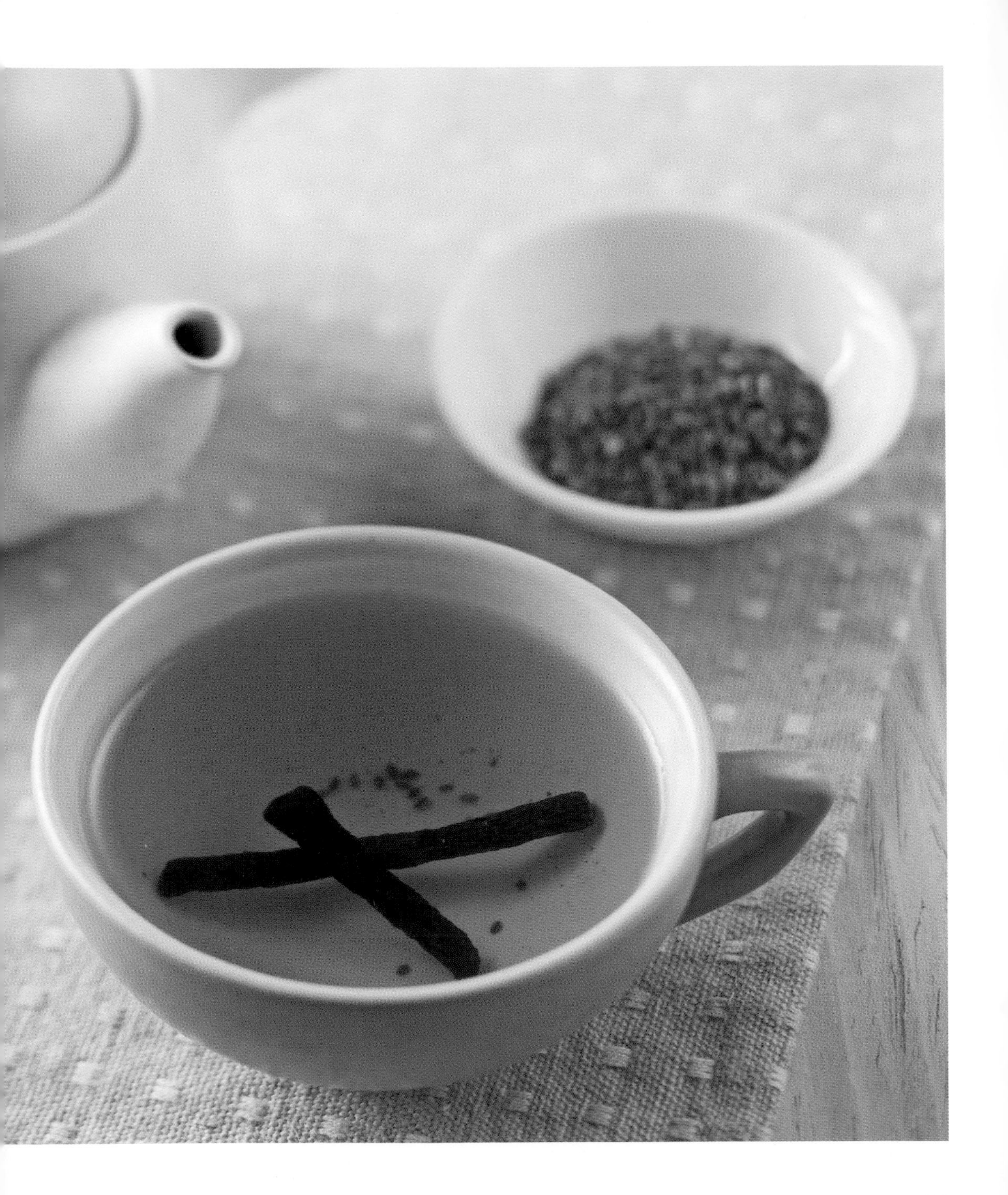

58 加油添柴茶

藥材

仙茅 ………… 5公克
蛇床子 ………… 5公克

做法

1. 藥材以清水快速沖洗，備用。
2. 準備容量在450cc以上、功能良好的燜燒杯，以滾燙開水預熱後倒掉。
3. 將藥材放入燜燒杯，注入300cc的滾燙開水，迅速鎖緊杯蓋，燜30分鐘後即可飲用。

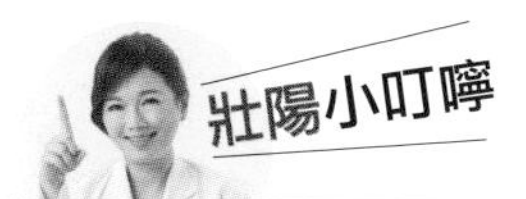

壯陽小叮嚀

❶ 仙茅是熱性藥材，溫腎壯陽、祛寒濕，還能強健筋骨、益房事。

❷ 蛇床子也能溫腎壯陽，並治療男子的陽痿和下陰濕癢。

❸ 這道茶飲大補命門之火，也就是腎火，是給腎虛之人的熱補茶飲，希望幫助腎火重新燃起。特別推薦給忙碌的上班族、工作壓力過大、長期倦怠、老眼昏花、手腳冰冷、腰膝痠軟、無食慾也無性慾、經常頭痛、喜喝熱湯卻怕吃冰、一吹風就起雞皮疙瘩的男士。建議每週喝2次，儘量在上午飲用；喝了若覺得不舒服，可加點蜂蜜來緩和。

❹ 請注意：口乾舌燥、處於急性發炎期的患者，不宜喝本道茶飲！

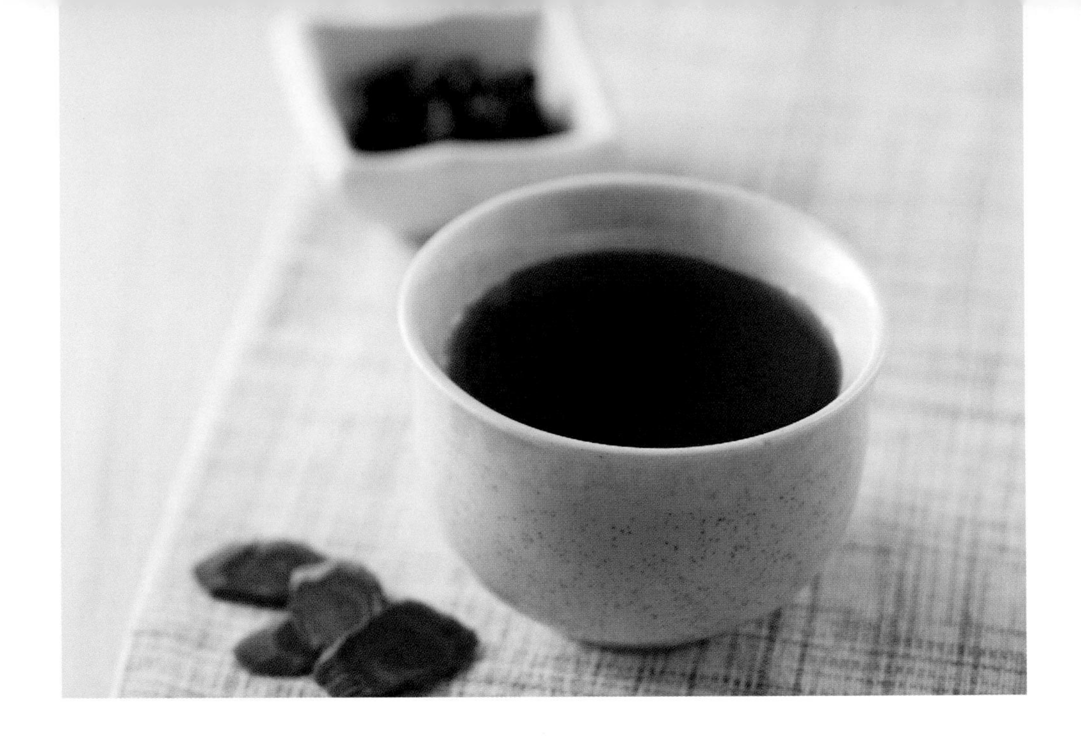

59 強身活力茶

藥材

人參……1片
五味子……5公克

做法

1. 藥材以清水快速沖洗，備用。
2. 準備容量在450cc以上、功能良好的燜燒杯，以滾燙開水預熱後倒掉。
3. 將藥材放入燜燒杯，注入300cc的滾燙開水，迅速鎖緊杯蓋，燜30分鐘後即可飲用。

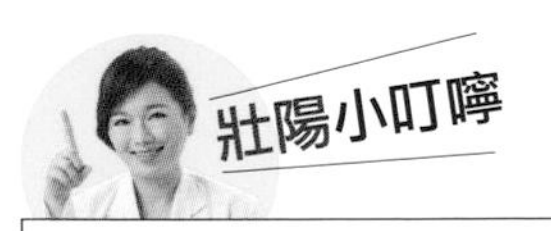

❶ 有「百草之王」美稱的人參，擁有十幾種皂甙，一味力抵百味，可大補元氣，益氣、生血、壯陽，常服可延年益壽。科學實驗發現，它能增強心臟功能、提高身體的活動力，其中包括刺激性腺體的作用。

❷ 五味子能安撫五臟六腑，借助它來補腎澀精，並對神經中樞達到刺激、振奮的效果。有些人對五味子的氣味不敢恭維，可考慮在燜燒杯裡添加1小茶匙的枸杞來增加甜味，讓茶飲變得容易被接受，又兼有補肝、明目的效果。

❸ 特別推薦給用腦過度、長期熬夜，且精蟲檢查數據不漂亮的男士。建議每週喝3次，儘量在上午空腹時飲用。本道茶飲可重複沖泡。

❹ 請注意：本道茶飲較燥熱，熬夜過度的人可加點蜂蜜，清熱潤燥。

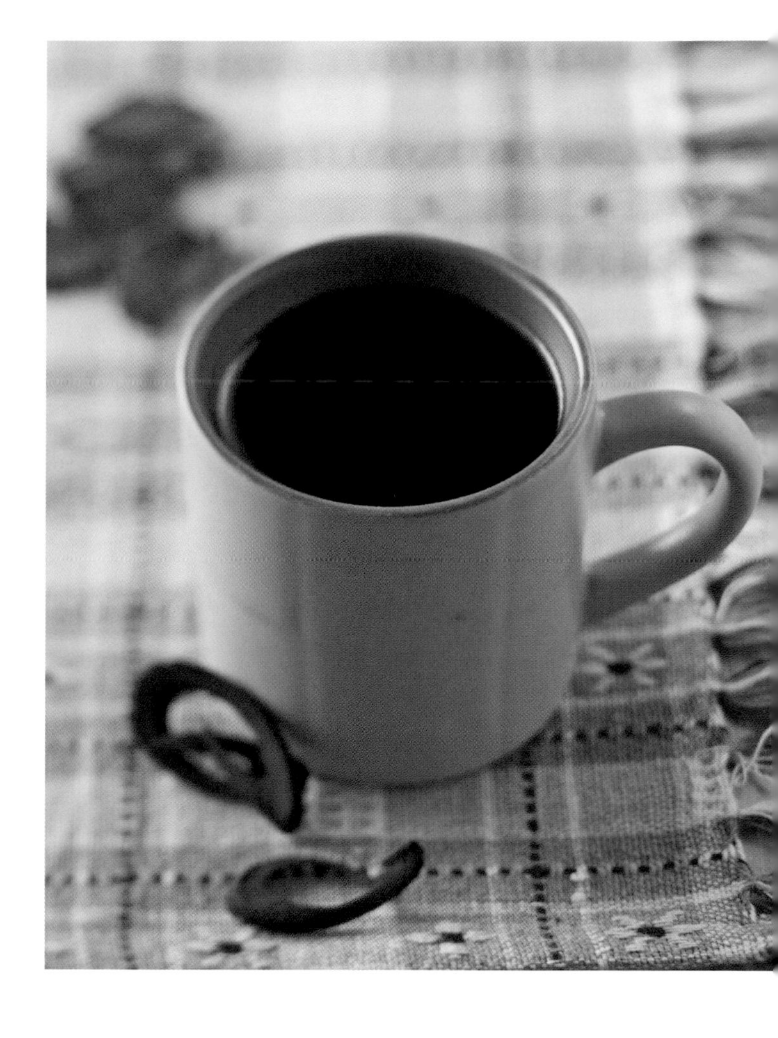

60 助陽不火茶

藥材

玄參……5公克
肉桂……5公克

做法

1. 藥材以清水快速沖洗，備用。
2. 準備容量在450cc以上、功能良好的燜燒杯，以滾燙開水預熱後倒掉。
3. 將藥材放入燜燒杯，注入300cc的滾燙開水，迅速鎖緊杯蓋，燜30分鐘後即可飲用。

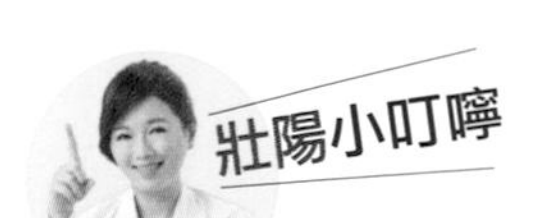

❶ 玄參色黑入腎，是適合男性涼補的重要藥材，可滋陰助陽而不上火，同時清熱涼血。藥性屬寒，脾胃虛涼、大便稀軟不成形則不宜使用。

❷ 肉桂是熱性藥材，能補腎助陽、提高性慾，但容易燥熱。玄參的加入，讓這道茶飲變得平衡。

❸ 這道茶飲能補腎益精，助陽而不火，推薦給經常口乾舌燥、生口瘡、滿臉痘痘，且精蟲數太少的男士。建議每週喝2次，全天皆可飲用。

❹ 請注意：肉桂會刺激腸黏膜，急慢性胃炎患者不宜喝本道茶飲！

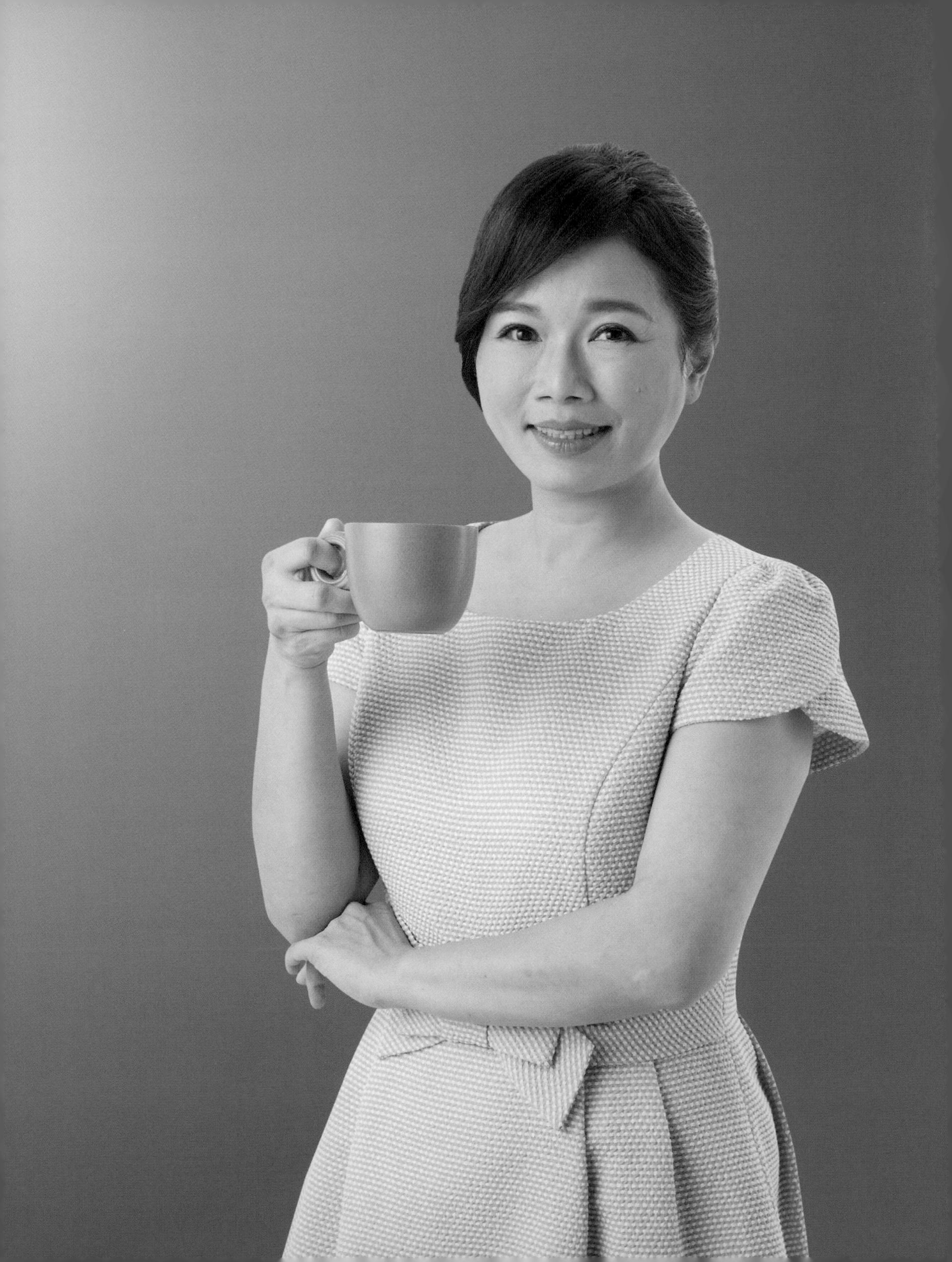

PART 5

男性Q&A

麻辣女中醫精闢解剖，30個男人最關心的那話兒私房事！

「老是聽到補腎，台灣男人很容易腎虧嗎？」

「我兒子整天躲在房間打手槍，這樣會不會傷身？」

「經常聽到『一夜七次郎』，沒那麼多次就算太遜嗎？」

「替老公買內褲，是越服貼越好，還是越寬鬆越好？」

「聽說打高爾夫可以壯陽，這是真的嗎？」

林林總總的問題，女醫師正面答覆不閃避，解答大家的疑惑！

1 報章雜誌、健康節目裡常看到或聽到「補腎」，台灣男人很容易腎虧嗎？

A 這是天大的誤會！首先，補腎這件事不是男人的專利，女人也需要；其次，台灣男人絕非東亞病夫，台灣男人的「腎」也沒那麼不健康。你所聽到的「補腎」，是中醫師在強調現代人「腎氣虛」這件事，而不是指「腎虧」唷！

中醫所謂的「腎」，不光指「腎臟」，而是活動力、生長力、發育力、生殖力、代謝力的總和。男人和女人都可能腎氣虛，表現於外，會有抵抗力差容易生病、工作勞累而疲倦不已、睡眠品質不佳、體力不濟、男士早洩或滑精、女士白帶多或尿失禁等困擾，這些不正是忙碌現代人的生活百態嗎？下次聽到「補腎」，別只往「性功能」方面聯想，因為性功能只是受腎氣影響的一個環節而已。

2 性功能障礙就是腎虧嗎？

A 這麼說，是對，也是錯。

「腎虧」這個名詞，從古至今大家一看就懂，所以常有人打著「改善腎虧」的名號，去推銷販售各種東西。久而久之，大家便把腎虧和性功能障礙聯想在一起，覺得這是因果關係。事實上，性功能障礙的成因非常複雜，源頭未必出在腎，極可能是其他臟腑所引起，比方說肝火上亢、心氣不足都會對性能力造成影響；而**腎虧導致的問題，也不只有性功能障礙，還可能包括發育遲緩、腰痠背痛、未老先衰、代謝異常、掉髮、健忘等症狀**。

相比之下，現代中醫師寧願說「腎氣虧損」、「腎不藏精」、「腎水虧虛」，來取代「腎虧」兩字在大家心中的既定成見。

3 請問中醫師是不是看到男病人，就說：「你腎虧要補腎」？

A 當然不是，中醫師養成教育那麼多年，怎麼可能靠一句話治百病？別開玩笑了！

不過之所以需要「補」，是因為「虧虛」，這邏輯在中醫來講是正確的，**不只腎，全身臟腑都可能虧虛**——每天太嗨、玩太瘋，很可能「心氣虛」；經常感冒、跑業務必須話講不停，容易「肺氣虛」；三餐不正常、晚睡早起的人，經常會「肝氣虛」；容易緊張、容易疲倦、手腳軟趴趴、常腹瀉的人格外容易「脾氣虛」；常晚睡、常腰痠、早晨爬不起來、經常熬夜加班的人，往往會「腎氣虛」。

總之，中醫是一門博大精深的科學，幾千年來中國醫者傳承不斷，請對我們的國粹有信心。中醫師不是只會治腎虧，也不是每個男人都腎虧，這個觀念盼望大家要建立。

4 檢查報告顯示男性荷爾蒙降低，這表示我是性功能障礙患者嗎？該怎麼辦？

A 請別急著替自己貼上性功能障礙的標籤。男性荷爾蒙當然和男性力有關，但很多條件會影響它的高低，如果不是疾病或外傷導致的突發問題，荷爾蒙的降低通常是漸進而和緩的，以睪固酮來說，從青春期到30歲左右是分泌的高峰期，之後會逐年遞減，40歲之後則減少得更明顯。男性荷爾蒙指數降低，並不代表會陽痿或早洩，大約只有20%的人在男性荷爾蒙降低時會合併性功能障礙，請觀察自己的性生活是否有改變，再決定要不要求醫。

此時男士必須**減少「會降低男性荷爾蒙的作息」**，**並增加「會提高男性荷爾蒙的作息」**。**趁早戒掉熬夜、抽菸、飲酒、縱慾吧！適度運動、充足睡眠能促進男性荷爾蒙分泌，還可透過滋補的壯陽食材幫助回春**，這些都是積極正面的做法。

5 男性荷爾蒙降低的症狀，是老男人才會有嗎？有哪些明確的症狀？

A 這並不是老男人的專利，通常在40歲左右會陸續出現，但也有些人在20～40歲之間，就提早男性荷爾蒙分泌減少，這和遺傳、飲食、運動、生活習慣等有關。

想知道自己的男性荷爾蒙分泌是否降低，最簡單的方法是抽血檢查。如果不想抽血，也可長時間自我觀察，**當出現——長時間倦怠、怎麼補眠都補不回來、對做愛沒性趣、個性大變、憂鬱、易怒、悶葫蘆、神經兮兮、自卑、不愛出門、變胖、脂肪增加、肌肉減少、肌肉無力、皮膚變差、掉髮多、頭髮變細、體毛變稀疏、健忘等，都是指標。**

6 我不想提早老化、不想看醫生、不想吃健康食品，這還能靠自己不求人嗎？

A 在提早老化的症狀出現之前，如果你能力行「五多」和「五少」，基於天助自助者，你當然有希望達到保持青春，延緩老化。關於「五多」和「五少」的說明，請詳見下兩道問題的解說。

本書介紹了30道壯陽料理和30道養生茶飲，你可以在家自己做，用藥食同源的概念，替自己保養身體。書中還有運動和按摩建議，不妨邀請另一半和你一起努力，對你的男性力會很有幫助。

如果你已經提前老化，就得找出原因。建議你先向醫師報到，確認有沒有疾病問題，透過醫療專業確保健康無虞之後，再檢視生活作息，把不利男性力、造成提前老化的問題揪出來予以改正，再來談養生吧！

7 我30歲，擔心老得太快，該如何維持年輕和男性性力？幾歲開始做比較合適？

A 我常提醒來門診就醫的男士，**想要保持男性力，就得做到「五多」——多睡、多吃（動物性蛋白）、多注意控制體重、多運動、多參加活動**。這五多，不只有益於性功能，還能讓人身心舒暢，保持年輕活力。

至於幾歲要開始做到「五多」，我覺得，每個孩子應從小被教育，養成關注自己健康的習慣，最遲在青春期起，就應該努力實踐這5項要求，畢竟好習慣的養成，永遠不嫌早。

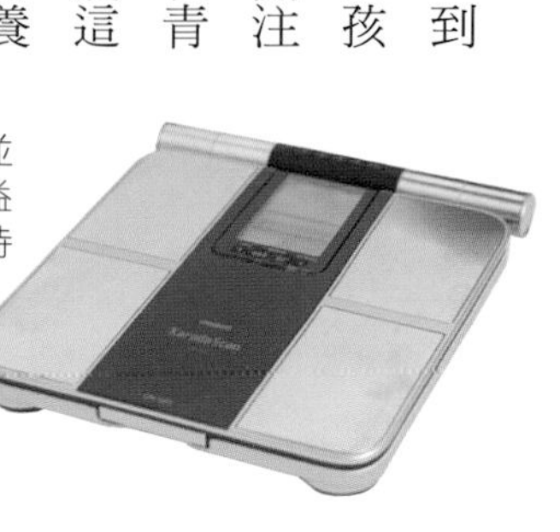

▶ 每天量體重，並注意控制，有益性功能也可保持年輕活力。

8 老公不喜歡做愛，寧可掛網也不上床，體力差做一下就不行了。

A 妳說先生「寧可掛網也不上床」，為什麼？真的沉迷網路世界？讓他沉迷的是什麼？或有睡眠障礙所以不願躺在床上煎熬？還是，藉此逃避和妳一起上床，省得面對「邀約」？這些問題請夫妻倆心平氣和談一談，有時只是欠缺溝通，說開就沒事了。

至於「體力很差，做一下子就不行了」，通常我會問：一下子是多久？插入時間有超過2、3分鐘嗎？是不是沒有前戲？有射精嗎？如果插入時間2分鐘以上，又有射精，但太太覺得不滿足，可嘗試增加前戲的時間，或中途讓先生休息一下，雙方說說話、愛撫，然後再繼續。

體力差，我會建議先把**「五少」——少壓力、少甜食、少抽菸、少酒精、少飲料等會傷害男性力的因子排除**，若每次做愛後，先生會疲憊很多天，甚至影響到工作效率，這時就該找醫師診斷檢查。

9 我兒子剛上高中，每天打手槍，既傷身又噁心，這樣會不會精盡人亡？

A 這位媽媽，我要嚴正地告訴妳，打手槍不會傷身體，也不會精盡人亡，還有，請不要再說這是噁心的事，那會讓妳和兒子之間的關係更糟糕。

不管稱之為「自慰」、「手淫」，還是「打手槍」，這件事，根本沒什麼大不了，而且不是只有男生會自慰，女生也會，這是很正常的反應。曾有專家統計過，**一天自慰2次都算是合理範圍，適度地自慰可以滿足生理上的性需求，還能紓解心理壓力**。妳的孩子正處於青春期，大概還沒有性伴侶，之所以自慰，是因為他有需要，請做父母的人心照不宣，尊重他的隱私權吧！

10 聽說年輕男孩都有性幻想對象，或愛看A片，這到底對不對？要制止嗎？

A 無論任何年齡的男人，有性幻想或喜歡看A片，都是正常反應，沒有對不對的問題，更不是罪惡，做母親、女友或太太的人，請不要大驚小怪，或用道德去批判對方。

話說回來，很多母親問我「要不要制止孩子看A片」，我覺得很難回答，因為A片除了提供感官刺激，還經常傳遞不正確的兩性觀念或性知識，對年輕孩子來說，難免有些副作用。

很多家長擔心男孩太年輕就自慰，將來會出問題。我認為分界在於，如果**自然而然勃起了，然後再自慰，整個過程就算是健康的；但如果根本沒勃起，卻強迫刺激讓陰莖變硬，又草草射精，這樣就不好**，容易導致日後早洩。

11 聽說男人心裡永遠有個難忘的初戀情人，這是真的嗎？

A 是真的，但即使如此，女人也不必氣餒，因為男人是感官的動物，如果你們之間的性愛時而充滿刺激，時而浪漫，時而溫馨，初戀情人遇到妳這樣的嬌妻美眷，還是要退位。

根據潛意識眼珠記憶學理，男人做愛時張開雙眼看著女人的反應，而女人做愛時卻憑感覺大都閉著眼睛。為了不讓你的男人老是一邊做愛，一邊想著心裡那位初戀情人，**妳可以經常變換自己的角色、姿勢和態度**，**帶給他新鮮感**，既能讓那個心魔退散，又能提升雙方的滿足感，何樂而不為呢？

12 我總不懂男友在想什麼，對男生來說，很爛的一場做愛，也算是好性愛嗎？

A 有時候確實如此。男人對於發生性行為的場所、氣氛、各方面要求，都比女人來得低。當彼此感覺很對時，女人可能因為覺得酒吧的廁所很髒，即使有性慾也不願意在這裡做，但男人可未必。對很多男人來說，有做愛總比沒做愛好，想做愛的時候不能做，是很難過的事。

如果想婉拒男朋友在妳覺得很糟糕的地方親熱，與其對他說「廁所太髒、太沒情調、不衛生」，不如跟他說「我想和你回家、回到兩人世界」，換個說法哄他，這對雙方的關係應該會和諧一點。

13 為什麼做完愛的隔天，我早忘了昨天的事，我老婆還在生氣？

A 這是很多男士的疑惑，當他們覺得老婆不可理喻的同時，女士卻火冒三丈，懷疑是不是嫁給豬。

說穿了，是因為男女對性愛的態度差很大。**男人會把上床當做解決問題的方式，認為「一做泯恩仇」、「再做解煩憂」**，覺得「妳既然願意跟我嘿咻，就表示前嫌盡釋，所有問題都沒了」。

但女人不會因為做愛很舒服，就把之前吵架的不舒服忘光。換句話說，女人覺得「做愛歸做愛」、「吵架歸吵架」，是兩碼子事，等親熱過後，昨天吵到一半的架，還是得繼續吵出結論為止。

不過，當夫妻雙方有和諧的性愛關係時，比較不會去計較對方在生活裡的瑣事，例如牙膏有沒有亂擠、臭襪子有沒有丟在正確的籃子裡、吃飯有沒有狼吞虎嚥發出聲音，就不至於那麼如鯁在喉了。

14 我每次和女朋友親熱，10分鐘就射精了，算不算是早洩或陽痿？

A 沒那回事，你的表現已經很棒，是很正常的男人，請不要疑神疑鬼嚇自己。

我要再次強調，**A片的訴求是「動作片」，為精采起見，男女主角動輒大戰幾十分鐘，甚至1、2個小時，變成「荒誕科幻片」，如果你以為性愛就是這樣，那就大錯特錯了**，這正是看A片的副作用之一，會被錯誤的性觀念所誤導。

正常的性愛，插入時間從2分鐘到15分鐘都算合理範圍，只要男士能滿足到射精，也讓另一半達到足夠的高潮，兩人之間互動良好，別說是10分鐘，即使只有2、3分鐘也是OK的。

15 電影或小說中，常有「一夜七次郎」這詞，可是我從來沒那麼厲害過，是太遜嗎？

A 性愛又不是體育課考試，沒有規定得做幾下伏地挺身才及格好嗎?!請不要落入次數的迷思，只要你們合拍就好，無須在意一晚到底該做幾次。「一夜七次郎」是「誇飾法」，如果真的一夜連做7次，隔天不腰痠腿軟才怪，另一半也會吃不消吧！

我曾看過一個說法，說男生的生命靈數是「7-eleven」——每夜能勃起7次，每天能勃起11次；還有人統計過，男人一天約勃起11次，其中9次是在夜間不知不覺中勃起的；另有一說是夜間勃起約5次，全天勃起次數則不一定。上述這些數據都是概略值，但請注意，**勃起次數絕不等於做愛次數！**所以在睡夢之中，很多男人算是「一夜勃起七次郎」，這樣想，感覺是不是好一點呢？

16 聽說萬事萬物都有勃發的時間，請問男人也有嗎？

A 有！**男人性慾勃發的時間，大概在早晨剛睡醒的時候**，這時體內的男性荷爾蒙濃度較高，且經過一晚的休息，體力完全恢復，格外容易燃起慾望，這一點是可確認的。

有人認為，秋天是男人性致較高昂的季節，原因是此時男性荷爾蒙濃度提高，而且熬過夏天的酷熱，比較有興致做愛。但全球各地氣候差異大，而現在房子裡空調完備，想要全年恆溫也不是問題，所以「季節說」見仁見智。可確知的是，週休二日得以放鬆在家或出外旅行，很多夫妻選擇在週末親熱，做愛的頻率特別高；也有夫妻在度假時性慾勃發，加上心情放鬆，很快就做人成功。

21 為什麼女醫生要看性功能門診？妳是女人，不會尷尬嗎？

A 女醫生看性功能門診，是因為社會有此需求！無論中西醫師在養成過程，並不會因性別而有不同教育，所以男人能當婦產科醫生，女人也可成為泌尿科醫生，同理，女中醫當然能看性功能門診。

我一點都不尷尬！讀醫學院起，我們就常看到大體，實習、看診以來，閱人、閱鳥無數，我心裡只有病人和疾病，即使有一天金X武、劉X華走進診間，我也不會尖叫，所以我為什麼會尷尬？

女人有不同於男人的特質，我自認為更善於用同情、理解的角度，來看待性功能門診的問題，當男患者的女友或老婆一起進診間，我很擅長問出病情癥結，當有害羞的男病患委請另一半幫忙說明時，對此情形也有包容力。曾有男患者告訴我：「鄒醫師，我來妳的門診比較沒有壓力。」我想，這也是女醫生看性功能門診的一項優勢吧！

22 冬季藥膳特別滋補，是不是男人吃了都能增強男性力？

A 這是大錯特錯的觀念！藥膳有千百種，功效各不同，並非每一種都適合每個男人吃，**想要藉由飲食壯陽、強化男性力，還是該針對症狀和年齡，找適合的食材和藥材做料理**。

舉例來說，冬天比較寒冷，麻油雞、羊肉爐、燒酒雞、薑母鴨等，都有促進末梢血液循環、增強體力、改善手腳冰冷的功效，但性功能障礙有很多種，有的人適合熱補，有的人只能涼補，有的人虛不受補，根本不能吃藥膳，只能靠溫和的食材、運動和作息來調養。

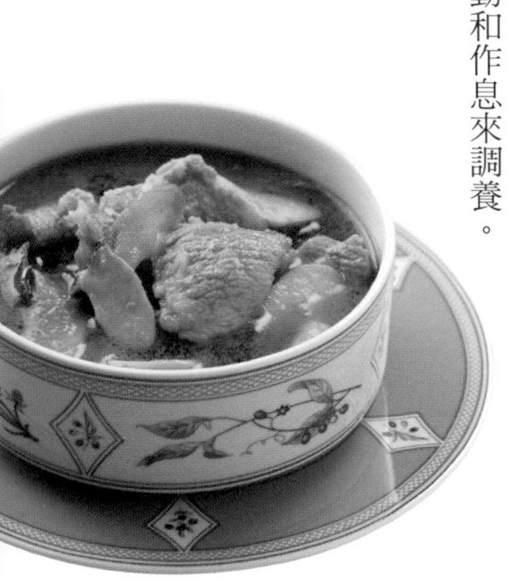

▲一般認為冬天吃麻油料理可以增強體力，但是性功能障礙有很多種，不見得每個人都適合吃！

23 我想要靠自己壯陽，不想找醫生，請問蜆精可以每天喝嗎？

A 不可以。蜆精的主要功能是解除疲勞，可以清肝利膽、除濕熱，對於疔瘡痘瘡、熬夜加班、身體水腫沉重做緩解；如果想要壯陽，倒不如多吃韭菜、韭菜花、蔥和洋蔥，或是吃些新鮮的蝦、蟹、海鮮。

另外想提醒大家，**市售許多蜆精的鈉含量超標，高血壓、腎臟病患者最好不要飲用**，以免影響病情。

24 以前會先看A片勃起後再做愛，最近卻沒效。請問，可以喝酒助性嗎？

A 最好不要這麼做，喝酒對暫時性的血流量增加有幫助，也許這次會讓你順利勃起，下次就不見得了。就長遠來說，**長期喝酒會讓勃起功能更低下**。

同樣邏輯也適用於亂吃壯陽藥，請不要飲鴆止渴，貪圖眼前的方便和爽快，後遺症往往帶來更大的傷害！正確的做法是去看醫生，找出問題，從根本調養才是上上策。

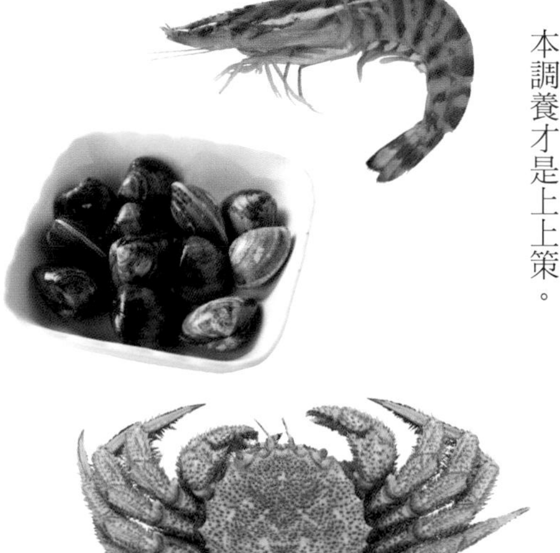

▲與其喝蜆精，不如多吃韭菜、蔥和洋蔥，或是新鮮的蝦、蟹、海鮮來壯陽。

29 我先生整天用腦都不嫌累，但要他運動就翻臉，假日也不愛出門，這好嗎？

A 這是非常不好的習慣，請規勸他改正！現代人用腦過度，加上久坐辦公室不動，造成體虛身衰，不僅全身機能衰退，連帶地，性功能也提早退化，很多文明病如高血壓、糖尿病、心臟病、痔瘡、頸椎或脊椎疾病等，都會提前上身。

大腦再優秀，也不可能獨立於身體而運作，請設法引導你的男人出去走動，不管是走路上班、走路去接小孩放學、走路去買便當、飯後去公園散步，總之，先讓他**養成走動的習慣，別老是久坐，那樣壓迫著骨盆腔和會陰部，對生殖力、攝護腺都不好**；再陪伴他找出比較有興趣、接受度較高的運動項目。為了他的健康、你們倆的性福，這情形一定要設法改變。

30 性能力是天生的，還是靠後天鍛鍊出來的？

A **性能力受先天影響，也能靠後天鍛鍊**，換言之，有志者事竟成。

先天因素很容易理解，有些人天生體弱，連做愛都覺得累不堪言；或是先天脾胃差，長期吸收不良，在持久力的表現自然較差；也有人從小氣喘、嚴重過敏，沒有好好調養，長大後變成陽痿。

至於後天因素，透過運動、飲食、按摩、休息等調養，可以強化體力，改善性功能問題，這正是養生的功效。相對地，有些男士基於某些因素，例如忙於工作、久病不癒、夫妻分隔兩地、妻子懷孕、妻子只顧育兒無意願做愛……，總之太久沒做愛，疏於練習以致臨場表現不佳。而長期沒做愛、沒自慰，以致精液無法定期排出，因為射精不足，容易導致攝護腺結石，讓性能力更惡化，這一點不可不慎。

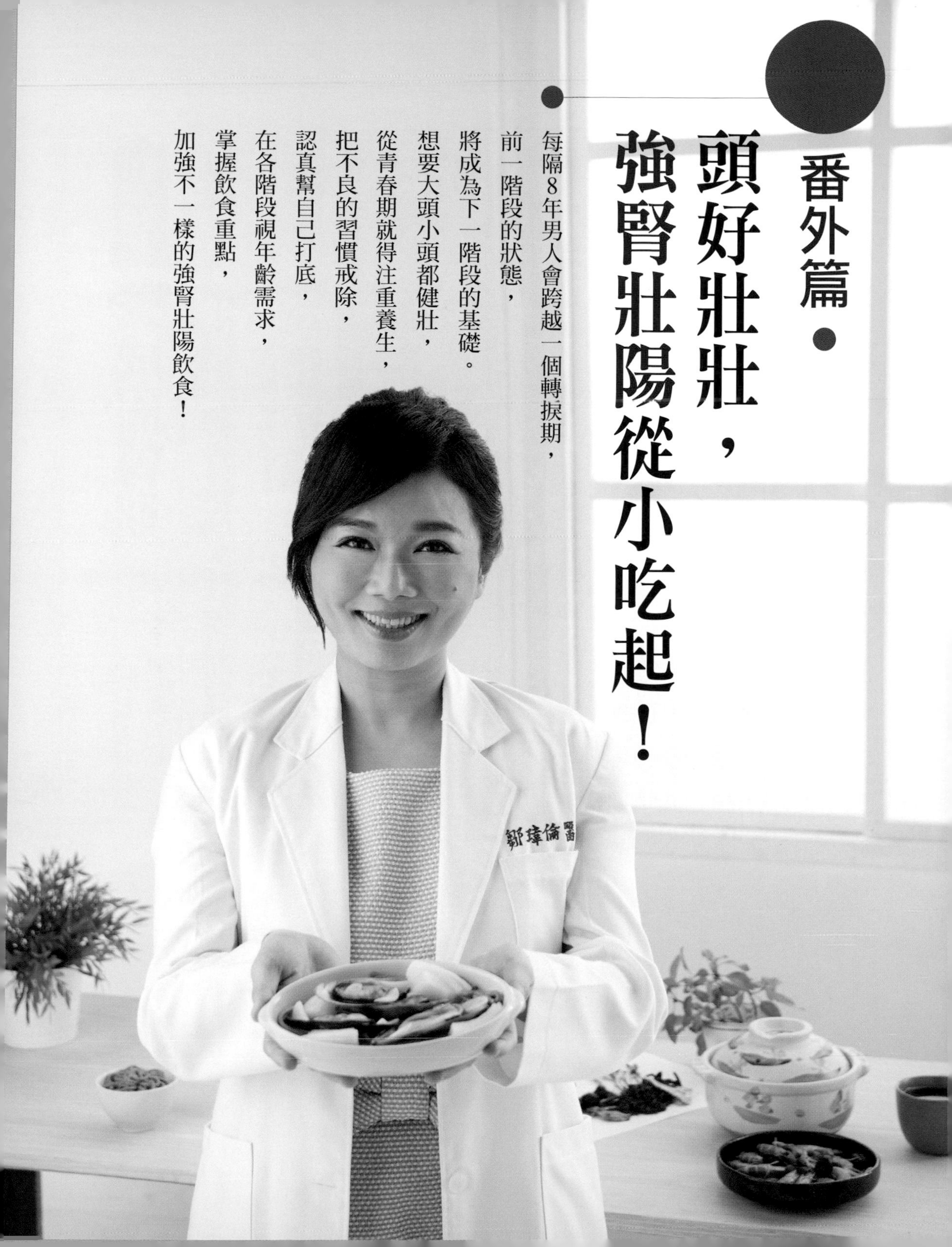

番外篇

頭好壯壯，強腎壯陽從小吃起！

每隔8年男人會跨越一個轉捩期，
前一階段的狀態，
將成為下一階段的基礎。
想要大頭小頭都健壯，
從青春期就得注重養生，
把不良的習慣戒除，
認真幫自己打底，
在各階段視年齡需求，
掌握飲食重點，
加強不一樣的強腎壯陽飲食！

台灣廣廈國際出版集團 Taiwan Mansion International Group

國家圖書館出版品預行編目（CIP）資料

鄒瑋倫的養腎食療：權威女中醫的60道「補腎固精」料理，照著吃喝，養出年輕強腎力！ / 鄒瑋倫作. -- 初版. -- 新北市：蘋果屋, 2019.06
面； 公分
ISBN 978-986-97343-3-2
1.食療 2.中醫 3.食譜

413.98 108007544

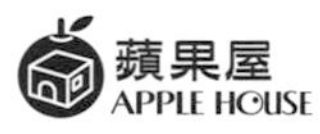

鄒瑋倫的養腎食療

權威女中醫的60道「補腎固精」料理，照著吃喝，養出年輕強腎力！

作　　者／鄒瑋倫
執行編輯／蕭珺文
文字協力／陳培英
平面攝影／子宇影像工作室
妝髮設計／賴韻年（0931-124-808）
編輯中心編輯長／張秀環
編輯／劉俊甫
美術設計／何偉凱
製版・印刷・裝訂／皇甫彩藝印刷有限公司

行企研發中心總監／陳冠蒨
媒體公關組／徐毓庭
整合行銷組／陳宜鈴
綜合業務組／何欣穎

發 行 人／江媛珍
法律顧問／第一國際法律事務所 余淑杏律師・北辰著作權事務所 蕭雄淋律師
出　　版／台灣廣廈有聲圖書有限公司
地址：新北市235中和區中山路二段359巷7號2樓
電話：（886）2-2225-5777・傳真：（886）2-2225-8052

代理印務・全球總經銷／知遠文化事業有限公司
地址：新北市222深坑區北深路三段155巷25號5樓
電話：（886）2-2664-8800・傳真：（886）2-2664-8801
網址：www.booknews.com.tw（博訊書網）
郵政劃撥／劃撥帳號：18836722
劃撥戶名：知遠文化事業有限公司（※單次購書金額未達500元，請另付60元郵資。）

■出版日期：2019年06月
ISBN：978-986-97343-3-2

版權所有，未經同意不得重製、轉載、翻印。